VAK CONCEPT

Josef Pies

Oregano – Heilkraft im Gewürzregal

Illustriert von Ulrike Bause

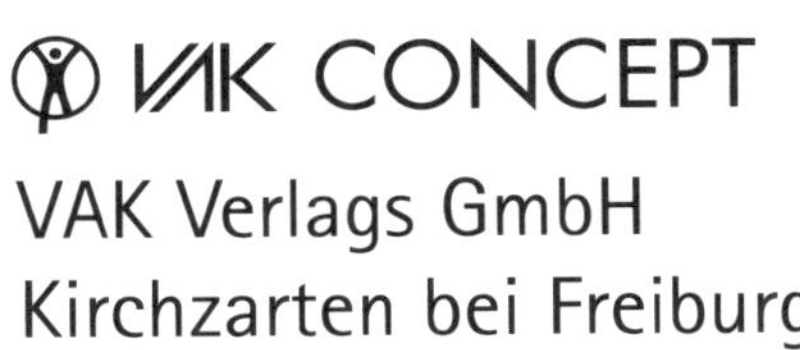

VAK Verlags GmbH
Kirchzarten bei Freiburg

Vorbemerkung des Verlages
Dieses Buch dient der Information über Methoden der Gesundheitsvorsorge und Selbsthilfe. Wer sie anwendet, tut dies in eigener Verantwortung. Autor und Verlag beabsichtigen nicht, Diagnosen zu stellen oder Therapieempfehlungen zu geben. Die hier beschriebenen Verfahren sind nicht als Ersatz für professionelle medizinische Behandlung bei gesundheitlichen Beschwerden zu verstehen.

Die Deutsche Bibliothek – CIP-Einheitsaufnahme
Pies, Josef:
Oregano – Heilkraft im Gewürzregal /
Josef Pies. Illustriert von Ulrike Bause.
Kirchzarten bei Freiburg : VAK Verlags GmbH, 2002
(VAK concept)
ISBN 3-935767-02-1

Lektorat: Jörg Ketter
Umschlag: Hugo Waschkowski, Freiburg
Illustrationen: Ulrike Bause, Freiburg
Satz und Druck: J. P. Himmer, Augsburg
Printed in Germany

ISBN 3-935767-02-1

Inhalt

Vorwort

Seit Jahren finde ich regelmäßig Prospekte von Pizzataxen im Briefkasten. Lange Zeit nahm ich eher nebenbei wahr, dass eine Pizza ohne Oregano so gut wie undenkbar ist. Darüber hinaus war mir die Verwendung dieses Gewürzes lange nicht bekannt. Irgendwann begann ich mich dann näher dafür zu interessieren und forschte ein wenig nach. Schon bald wurde mir klar, dass es sich bei Oregano eben nicht nur um ein Pizzagewürz, sondern um weit mehr, nämlich ein potentes Heilmittel, handelt.

Seither habe ich gelernt, durch maßvolles Würzen mit Oregano Salate, Saucen und viele andere Gerichte zu verfeinern. Aber auch aus der Hygiene ist Oregano nicht mehr wegzudenken. Hier gilt ebenfalls das Gebot der sparsamen und gezielten Verwendung.

Oregano lässt sich vielfältig einsetzen. Man kann das Kraut als Tee trinken, sein Öl zum Einreiben verwenden, Bäder damit nehmen, Dämpfe inhalieren, Lebensmittel haltbar machen und vieles mehr.

Ich musste deshalb einfach zusagen, als der VAK mich bat, das Thema zu bearbeiten. Ja, ich zog es gern anderen Themen vor, denn es ist faszinierend, immer mehr Details über ein derartiges Mittel zu entdecken.

Es war mein Bestreben, möglichst viele unterschiedliche Aspekte von der Botanik über die Chemie bis hin zum praktischen Einsatz von Oregano bei verschiedenen Krankheitsbildern abzudecken. Dadurch haben Sie die Möglichkeit, sich dem Thema von der Seite her zu nähern, die Sie am ehesten anspricht. Je nach Interesse können Sie das Büchlein von Anfang bis Ende durchlesen oder sich einzelne Kapitel heraussuchen.

Sofern in der vorliegenden Ausarbeitung Therapieempfehlungen ausgesprochen werden, basieren sie in erster Linie auf Empfehlungen des Arztes Cass Ingram oder Erfahrungen anderer Anwender. In keinem Fall handelt es sich dabei um absolute Vorgaben, denn jede und jeder muss für sich selbst die richtige und hilfreiche Dosierung und Anwendung herausfinden. Hierzu kann ich nur allgemeine Vorschläge machen. Generell gilt, dass sich die äußerliche Anwendung von Oregano-Öl durch Einnehmen von Oregano-Öl, -Tee oder eines Fertigproduktes unterstützen lässt. Gerade bei den hoch konzentrierten Fertigprodukten ist es allerdings wichtig, sie zu verdünnen, um dadurch Irritationen oder Hautreizungen zu vermeiden.

Einleitung

Im Laufe seiner Jahrmillionen währenden Entwicklungsgeschichte hat sich der Mensch mehr oder weniger optimal an seine Umwelt angepasst. Andersrum könnte man auch sagen, er wurde von seiner Umwelt so geprägt, wie er heute ist. Umgekehrt wird natürlich auch die Umgebung ständig vom Menschen verändert. Beide, Mensch und Umwelt, sind aufeinander abgestimmt, so dass er – der Mensch – ohne Probleme leben und überleben kann. Dieser Prozess ist natürlich nicht abgeschlossen und wird es auch nie sein. Ständig finden Veränderungen statt, Veränderungen des Menschen als Reaktion auf Veränderungen seiner Umwelt. Der Anpassungsprozess dauert also an und geht langsam, sehr langsam, ja für das einzelne Individuum fast unmerklich vonstatten. Die Natur lässt sich viel Zeit fürs Experimentieren, fürs Reagieren und Optimieren. Individuen, die den jeweiligen Umweltbedingungen nicht angepasst sind, können darin nicht überleben oder ihr Überleben ist zumindest stark erschwert.

Schon kleinste Veränderungen können daher gravierende Folgen haben, wenn nicht ausreichend Zeit, das heißt Jahrtausende oder gar Millionen von Jahren, für eine Anpassung zur Verfügung steht. Solche langfristigen Anpassungen sind beispielsweise die helle Hautfarbe an geringeren Lichteinfluss oder die dunkle Pigmentierung der Haut als Schutz vor hoher Sonnenbelastung.

Ein eindrucksvolles Beispiel für die verheerenden Folgen von plötzlichen Veränderungen ist das Einschleppen von Erkältungskrankheiten in bis dahin unbetroffene Gebiete, zum Beispiel bei der Entdeckung Amerikas vor 500 Jahren. Ein Großteil der Ureinwohner wurde von Krankheitserregern dahingerafft, die für Europäer harmlos waren. Das Immunsystem der Ureinwohner war einfach nicht auf die neuen Krankheitskeime eingerichtet.

Jedes einzelne Individuum ist im Idealfall optimal auf seine Umwelt eingestellt. Einen wesentlichen Beitrag dazu leistet unser Immunsystem. Es vernichtet Krankheitserreger schon bei dem Versuch, in den Körper einzudringen. Wenn es ihnen dennoch gelingt, treten sofort Mechanismen in Kraft, um die dann ausgebrochene Erkrankung und ihre Erreger zu bekämpfen.

Wehe aber, das Immunsystem ist gestört. Das bedeutet zunächst eine Katastrophe für den betroffenen Menschen und einen Glücksfall für die Krankheitskeime. Während Menschen und diese Keime nämlich normalerweise friedlich miteinander auskommen, können sich die Bakterien, Viren, Pilze und Parasiten bei einem geschwächten Immunsystem rasant ausbreiten und den Wirt schädigen, ja sogar töten. Daher sind ein starkes Immunsystem und eine gute Hygiene zur Gesunderhaltung eines jeden Menschen überaus wichtig.

Prinzipiell ist es so, dass jeder vorbeugend eine ganze Menge für sein gesundheitliches Wohlergehen tun kann und dass dadurch viel Leid und auch viele Kosten verhindert werden können. Es sollte grundsätzlich das Anliegen eines jeden sein, gesund zu bleiben statt gesund zu werden, denn das bedeutet, dass er erst einmal krank geworden ist.

Zwei wichtige Komponenten der Gesundhaltung wurden schon genannt, ein starkes Immunsystem und eine gute Hygiene. Wie dies erreicht werden kann, dafür gibt es viele Möglichkeiten. Jeder Mensch muss selbst herausfinden, was ihm gut tut und welcher Weg für ihn der beste ist. Die Initiative muss von jedem selbst ausgehen, das kann einem niemand abnehmen. Der eine legt großen Wert auf gesunde und ausgewogene Ernährung, der andere treibt lieber viel Sport zur Gesundheitsvorsorge. Was auch immer Sie für richtig erachten, eine ausgewogene Ernährung, das heißt ballaststoffreich und nicht zu fettreich, viel Obst und Gemüse sollten auf jeden Fall dazugehören. Auch für ein Mindestmaß an regelmäßiger körperlicher Bewegung an der frischen Luft sollte gesorgt sein. Man muss sich ja nicht gleich überfordern, aber zu regelmäßigen Spaziergängen, zum Rad fahren oder zu ein paar Fitnessübungen kann sich sicher jeder durchringen.

Bewegung und Ernährung sind nämlich von nicht zu unterschätzendem Wert für ein gut funktionierendes Immunsystem. Dieses wiederum ist wichtig, um sich Krankheitskeime vom Leib zu halten. Dazu bedarf es einer regelmäßigen Hygiene. Hat sich nämlich erst ein Krankheitskeim im Körper festgesetzt, breitet er sich leicht aus und kann ernsthafte Erkrankungen auslösen.

Jeder von uns ist ständig mit unzähligen Krankheitserregern konfrontiert, die uns jedoch dank des Immunsystems normalerweise nichts anhaben können. Erst wenn es gestört ist oder wenn die Keime in zu großer Zahl angreifen, können sie ihre krank machende Wirkung entfalten. Daher ist beispielsweise beim Besuch öffentlicher Toiletten, Saunen und Schwimmbäder besondere Vorsicht geboten, denn hier können Krankheitskeime vermehrt auftreten. Wie schon gesagt, jeder muss seinen eigenen Weg finden und jeder ist letztendlich selbst dafür verantwortlich, wie er seinen Körper unterstützt. Keine Frage: Jeder hat da seine Vorlieben und bevorzugt bestimmte Hilfestellungen.

Neben Ernährung, Sport und Hygiene gibt es eine Fülle unterschiedlicher Maßnahmen und Mittel, die uns dabei unterstützen können. Es wäre töricht, eines davon als Allheilmittel anpreisen zu wollen, aber es gibt einige natürliche Mittel, bei denen es sich lohnt, sie zumindest einmal auszuprobieren. Eines dieser natürlichen Mittel ist Oregano. Dieses Gewürz verfügt über ein breites Wirkungsspektrum gegen Krankheitserreger und kann daher sowohl zur Vorsorge als auch zur Behandlung von Krankheiten eingesetzt werden. Und was die Gesundheitsvorsorge angeht, gibt es viele Möglichkeiten, seine Heilkraft zu nutzen, etwa beim Waschen und Baden, beim Zähneputzen und Gurgeln, also in vielen Bereichen der Hygiene.

In den folgenden Kapiteln werden die zahlreichen therapeutischen Möglichkeiten des Oregano vorgestellt. Um es jedoch noch einmal auf den Punkt zu bringen: Oregano ist ein interessanter Baustein für die Gesunderhaltung und die Behandlung von Krankheiten. Die ausgeführten Möglichkeiten sollen dabei keineswegs die Behandlung durch einen Arzt oder Heilpraktiker ersetzen. Aber wäre es nicht schön, wenn sich Arztbesuche und Behandlungskosten durch konsequente Anwendung von Oregano reduzieren ließen?

Probieren Sie die vielfältigen Möglichkeiten dieses natürlichen Heilmittels doch einfach einmal aus und machen Sie Ihre eigenen Erfahrungen.

Wie groß das Heilpotential von Oregano sein kann, ergibt sich schon aus der Tatsache, dass das Kraut selbst von keiner Krankheit befallen wird und dass auch keine Schädlinge bekannt sind, die ihm ernsthaft gefährlich werden können. Oregano hält so gut wie alle Insekten fern und wird von einigen Menschen auch gerne zu diesem speziellen Zweck angepflanzt.

Ein wenig Botanik

Der Oregano gehört zur Pflanzenordnung Lamiales, und zwar zur Familie der Lamiaceae oder Labiatae, der Lippenblütler. Es handelt sich dabei um eine sehr formenreiche Familie von

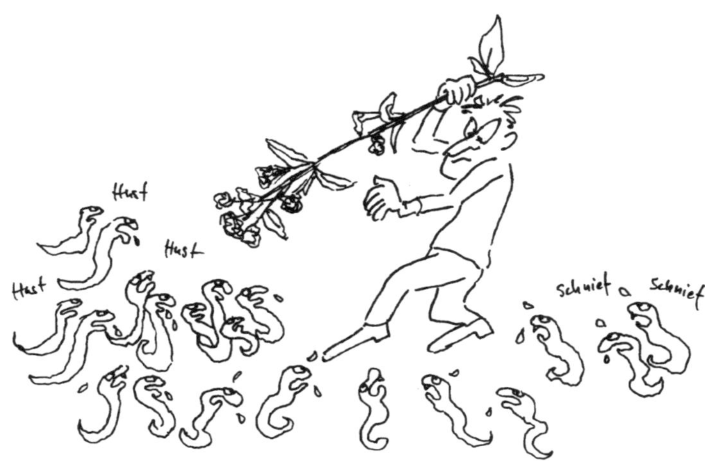

Halbsträuchern, Stauden und Kräutern, die vor allem in trockenwarmen Lebensräumen vorkommen, vor allem im Mittelmeerraum. Daher spielt er auch in den dortigen Küchen, ganz besonders aber in der italienischen, eine größere Rolle. Vom Mittelmeer aus gelangte die Oreganopflanze nach ganz Europa und über die Türkei und Persien bis zum Himalaya.

Wegen ihres hohen Gehalts an ätherischen Ölen werden verschiedene Lippenblütler als Küchenkräuter und vielfach auch traditionell als Heilpflanzen verwendet. Dazu gehören Basilikum, Bohnenkraut, Ysop, Lavendel, Rosmarin, Salbei, Thymian, Zitronenmelisse, Minze, Majoran und eben auch Oregano. Man kennt verschiedene Oreganoarten, die allesamt als Gewürze geeignet sind. In ganz Europa kommt Origanum vulgare vor, während die Verbreitung von Origanum onites auf Griechenland und Kleinasien beschränkt ist und Origanum heracleoticum in Italien, auf dem Balkan und in Westasien beheimatet ist. Der Gehalt an ätherischen Ölen kann bis zu vier Prozent betragen. Das hängt im Einzelnen sehr stark von der Bodenbeschaffenheit und der Witterung am Standort ab.

Obwohl Oregano natürlicherweise den Mittelmeerraum und ähnlich trockenwarme Gebiete bevorzugt, lässt er sich durchaus auch in unseren Breiten anbauen, da die Pflanze keine hohen Ansprüche an den Boden stellt. Trocken, nahrhaft, sonnig und warm sollte der Standort schon sein, Staunässe sollte vermieden und für Frostschutz gesorgt werden. Oregano wächst auf trockenen Wiesen, an Böschungen und an lichten Waldrändern. Will man Pflanzen vorziehen, säht man ab Mitte Februar im geheizten Gewächshaus, im Frühbeetkasten oder auf der Fensterbank einfach Samen aus. Man muss ihn nur leicht angedrückt und feucht halten. Nach zwei bis vier Wochen sprießen die Keimlinge und Ende Mai kann man dann die Auspflanzung vornehmen. Dazu setzt man je drei Pflanzen auf ein Feld von 25 bis 30 Quadratzentimetern Fläche.

Alternativ dazu kann man die Samenkörner auch Ende Mai, Anfang Juni direkt im Freien aussähen. Hierbei werden je acht Samenkörner auf die genannte Fläche ausgebracht und leicht angedrückt. Sind die jungen Pflanzen herangewachsen, vereinzelt man sie dann auf drei Stück pro Einheit.

Sogar als Balkonpflanze ist Oregano geeignet. Man muss also nicht einmal einen eigenen Garten haben, um sich dieses heilkräftige Gewürz selbst heranzuziehen.

Nach Schinkel und Bennemann (siehe entsprechende Homepage) lässt sich die Pflanze folgendermaßen beschreiben: Das Kraut wird einen halben bis einen Meter groß und ist eine ausdauernde Pflanze mit aufrechten Stängeln, die etwas derb aussehen. Sie sind gegenständig verzweigt und rötlich behaart. Die länglichen, eiförmigen Blätter sind gezackt und teilweise behaart. Sie werden etwa drei Zentimeter lang und sind entweder ganzrandig oder schwach gekerbt. Blätter und Stängel sind oft rötlich unterlaufen. Die Blüten sind weiß oder rosafarben und stehen in doldigen oder rispenähnlichen Blütenständen. Am oberen Rand tragen sie einen weiß behaarten Kelch. Als Frucht hat der Oregano ein kleines Nüsschen.

Die Ernte des Gewürzes – und zwar der Blätter und der Triebspitzen – kann ganzjährig erfolgen. Die größte Würze findet man aber während der Blütezeit in den Sommermonaten. Wollen Sie das Kraut trocknen, so schneiden Sie es etwa 15 Zentimeter unterhalb der Blüte ab und hängen es an einem luftigen und schattigen Ort zum Trocknen auf. Zur weiteren Verwendung wird das getrocknete Kraut gerebelt oder gemahlen. Es ist auch möglich, das Gewürz einzufrieren oder in Öl einzulegen. Dafür verwenden Sie am besten natives Olivenöl. Getrockneter Oregano ist bei sorgfältiger Lagerung bis zu drei Jahren haltbar.

Haben Sie einmal Oreganopflanzen herangezogen, so können Sie sie mehrere Jahre nutzen, denn sie überwintern als Wurzelstöcke.

Die Universität Graz hat eine Liste mit zahlreichen Namen für Oregano ins Internet gestellt, die unten zitiert wird. Demnach könnte man das Gewächs durchaus „Kraut der vierzig Namen" nennen, aber vermutlich gibt es noch weitaus mehr Bezeichnungen dafür.

pharmakologisch	Herba Origani
arabisch	Anrar
dänisch	Oregano
deutsch	Wilder Majoran, Dost, Kostets, Brauner Dost, Wintermajoran, Wohlgemut, Dorant, Badekraut
englisch	Oregano, Wild Marjoram, Oregan
estnisch	Harilik pune
farsi	Avishan kuhi
finnisch	Mäkimeirami
französisch	Marjolaine bâtarde, Marjolaine sauvage, Origan, Pelevoué, Marazolette, Penevoué, Thé rouge, Thym de berger, Doste

griechisch	Oríganon
isländisch	Oreganó, Bergminta
italienisch	Erba acciuga, Origano
niederländisch	wilde Marjolein
norwegisch	Kung, Bergmynte
polnisch	Lebiodka pospolita, Dziki majeranek
portugiesisch	Orégão
rumänisch	Sovírf, Oregano
russisch	Dushitsa
schwedisch	Oregano, Vild Mejram, Kungsmynta
spanisch	Oregano
türkisch	Izmir kekigi
ungarisch	Szurokfû, Vadmajoránna, Oregánó, Fekete gyopár, Kaslók

Diese Namenvielfalt lässt erkennen, dass der Gebrauch dieses Gewürzes wahrhaft weit verbreitet ist. Allerdings kann es dadurch auch zu Verwirrungen kommen. Noch irreführender aber ist die Verwendung des Namens Oregano für ganz andere Kräuter. Hier ist der mexikanische Oregano zu nennen, der von dem Eisenkrautgewächs Lippia graveolens stammt und mit der Zitronenverbene, aber weniger mit Oregano verwandt ist. Nur im Geschmack sind sie sich ähnlich.

Auch mit Majoran, mit dem Oregano tatsächlich eng verwandt ist, besteht Verwechslungsgefahr. Da Majoran eine andere Zusammensetzung der Inhaltsstoffe aufweist und etwa der kleinasiatische Majoran keine Phenole enthält, ist auch hier Vorsicht geboten, zumindest wenn es um die Heilkraft geht.

Bei der Namensdeutung herrscht noch Unklarheit. Es wird vermutet, dass das griechische Wort oríganon die Begriffe „Berg“ und „sich erfreuen“ enthalten könnte. Aber auch eine vorgriechische oder semitische Herkunft des Wortes ist möglich.

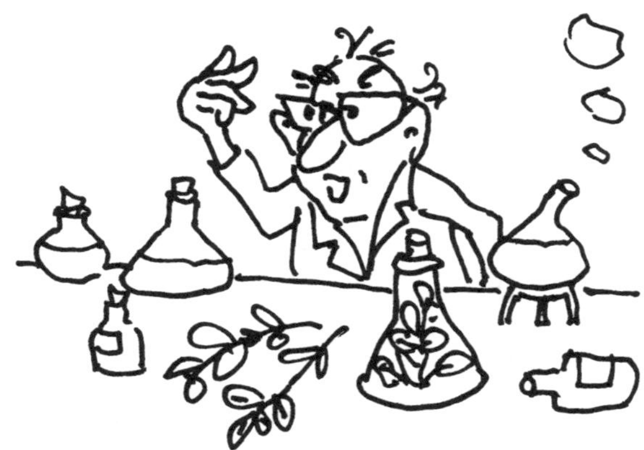

Ein wenig Chemie

Da uns hier in erster Linie die Heilkraft des Gewürzes Oregano interessiert, müssen wir uns ein klein wenig mit der Chemie seiner Inhaltsstoffe befassen (vgl. Römpp 1988), denn schließlich sind sie es, die Ihre Wirksamkeit im menschlichen Körper entfalten. Wie bei allen Kräutern und bei allen aus ganzen Pflanzen gewonnenen Heilmitteln, so findet man auch beim Oregano eine Menge unterschiedlicher Ingredienzen, deren Konzentration jedoch von Pflanze zu Pflanze schwanken kann.

Ätherische Öle/Phenole

Die wichtigsten Inhaltsstoffe des Oregano sind die ätherischen Öle, die einen Anteil von bis zu vier Prozent ausmachen können. Sie enthalten vor allem die beiden Phenole Carvacrol und Thymol. Beiden Substanzen, die auch im Thymian und im Bohnenkraut enthalten sind, wird in der Heilkunde schon seit Jahrhunderten besondere Aufmerksamkeit gewidmet. Die alten Ägypter wussten bereits um die bakterizide und fungizide Wirkung von Carvacrol und Thymol und verwandten Thymian daher zur Balsamierung der Mumien. Generell galten ätherische Öle vom Mittelalter bis in die Neuzeit hinein als „Antibiotika für Arme".

Verschiedene ätherische Öle werden in der Medizin verwendet, zum Beispiel in appetitanregenden, verdauungsfördernden oder schleimlösenden Arzneimitteln. Sie üben nämlich einen milden Reiz auf die Schleimhäute des Atmungs- und Verdauungstraktes aus und verursachen ein erhöhtes Wärmegefühl sowie vermehrte Schleimabsonderung. Viele ätherische Öle wirken zudem keim- und pilztötend und sind daher als Konservierungsmittel geeignet.

Jeder kennt weitere Verwendungsmöglichkeiten von Phenolen. Ihnen verdanken wir die Haltbarmachung von Lebensmitteln durch Räuchern. Sie entstehen beim Räuchervorgang aus dem Lignin des Holzes und tragen durch ihre oxidationshemmende und bakterizide Wirkung in großem Maße zur Haltbarkeit des Räucherguts bei.

Thymol und Carvacrol sind Isomere, das heißt, sie enthalten die gleiche Anzahl von Atomen mit der Summenformel $C_{10}H_{14}O$ und dem Molekulargewicht 150,21, sind aber unterschiedlich aufgebaut. Genauer gesagt, der einzige Unterschied in der Strukturformel besteht darin, dass das Sauerstoffatom jeweils an unterschiedlichen Stellen sitzt.

Thymol ist ein farbloses Kristall, das würzig nach Thymian riecht und einen brennenden Geschmack hinterlässt. Es ist zwar schlecht in Wasser, dafür aber gut in Alkohol und fetten Ölen löslich.

Carvacrol ist eine farblose Flüssigkeit, deren Geruch ebenfalls an Thymian erinnert und die leicht gelb wird. Die Substanz ist ebenfalls nicht in Wasser, aber dafür in Alkohol und Äther löslich. Sie ist unter anderem empfindlich gegen Luft, Licht und Wärme und wirkt antiseptisch.

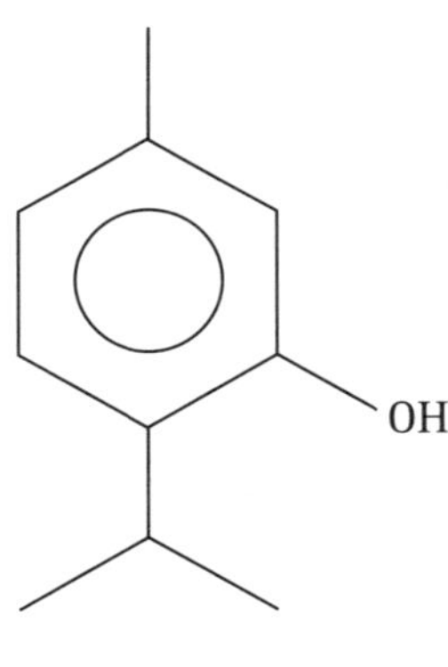

Thymol
= Thymiancampher
= Thymolum
= p-Isopropyl-m-cresol
= 6-Isopropyl-m-cresol
= 3-Hydroxy-p-cymene
= Isopropyl-cresol
= 5-Methyl-2-(1-methylethyl)phenol
= 5-Methyl-2-isopropyl-1-phenol
= 3-p-Cymenol
= 2-Isopropyl-5-methyl-phenol

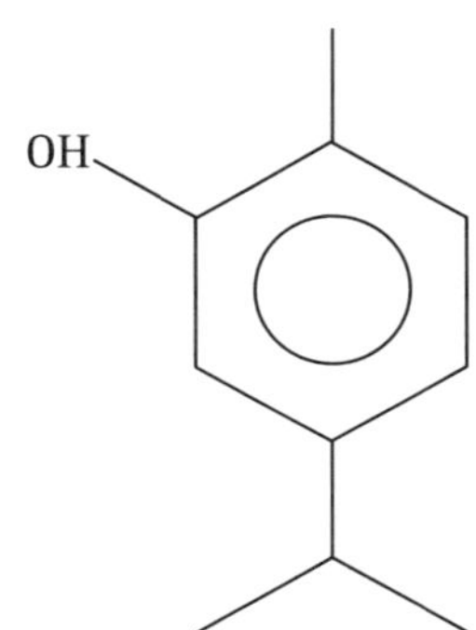

Carvacrol
= 5-isopropyl-2-methyl-phenol
= Phenol, 2-methyl-5-(1-methylethyl)-
Cymenol
= Hydroxy-p-cymene
= Isopropyl-o-cresol
= Isothymol
= Methyl-5-(1-methylethyl)phenol

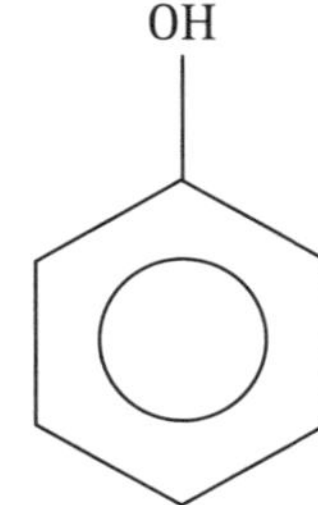

Phenol
= Hydroxybenzol
= Carbolsäure

Terpene

Dieser Begriff ist ein Sammelname für eine große Gruppe meist aromatisch riechender, organischer Verbindungen mit zehn Kohlenwasserstoff-Atomen. Terpene sind in der Pflanzenwelt weit verbreitet und häufig in ätherischen Ölen enthalten. Auf die Terpene näher einzugehen, würde den Rahmen dieses Buches sprengen, vor allem, weil sie für die Wirkung des Oreganos nur eine untergeordnete Bedeutung haben. Hier mag der Hinweis genügen, dass sie sehr lipophil, also fettlöslich sind und somit auch gut in die Haut eindringen können. Dadurch eignen sich diese Substanzen gut für Massageöle (Ingram 1997).

Einige Terpene, etwa das in Oregano enthaltene Limonen, haben antivirale Eigenschaften. Darüber hinaus sind sie infektions- und entzündungshemmend. Manche Terpene sind sogar anästhetisch wirksam, also schmerzlindernd.

Oregano enthält zahlreiche Terpene. Es handelt sich einerseits um die Monoterpenkohlenwasserstoffe Limonen, Terpinen-4-ol, Ocimen, Caryophyllen, β-Bisabolen, p-Cymen und andererseits um die Monoterpenalkohole Linalool und 4-Terpineol.

Ester

Oregano-Öl enthält zudem einige Ester, und zwar Geranylacetat und Linalylacetat, die auch in Lavendel und Salbei vorkommen. Ingram (1997) weist darauf hin, dass sie eine fungizide und eine milde sedative (beruhigende) Wirkung haben, sich also eignen, einen Entspannungseffekt herbeizuführen.

Für die Beurteilung der Heilwirkung einer Pflanze ist es stets wichtig, einzelne Wirkstoffe nicht isoliert zu betrachten, sondern das Zusammenspiel *aller* Komponenten zu berücksichtigen. So machen erst alle Inhaltsstoffe zusammengenommen den Oregano zu einem potenten Mittel gegen zahlreiche Krankheitskeime und Erkrankungen.

Gewinnung ätherischer Öle

Im Folgenden wird immer wieder die Rede von Oregano-Öl sein. Wie Sie sich selbst ein solches Öl herstellen können, wird weiter unten beschrieben (im Kapitel Oregano: Rezepte und Darreichungsformen). Am einfachsten ist es jedoch, sich konzentriertes Oregano-Öl in der Apotheke zu kaufen und je nach Bedarf und Einsatz zu verdünnen oder weiterzuverarbeiten. Auch dazu finden Sie viele Hinweise in dem genannten Kapitel. Da sich viele Leser fragen werden, wie denn das im Handel erhältliche Öl hergestellt wird, seien die unterschiedlichen Methoden an dieser Stelle kurz erläutert. Dabei sollen die allgemein gültigen Prinzipien erläutert werden, wie Meyer (1991) sie ausführlich beschrieben hat.

Er unterscheidet vier verschiedene Methoden der Gewinnung von Essenzen, den Auszügen aus Heilpflanzen also. Da gibt es zunächst die Enfleurage, die sehr zeitaufwendig und zugleich wenig ergiebig ist. Sie wurde früher vor allem zur Gewinnung sehr kostbarer Essenzen wie Jasmin und Tuberose verwendet. Dazu werden Blüten auf mit Fett bestrichene Glasscheiben gelegt. Da die in den Blüten enthaltenen Öle fettlöslich (lipophil) sind, werden sie auf diese Weise – innerhalb von ein bis zwei Tagen – herausgelöst. Diese Prozedur wird dann mehrere Wochen mit immer neuen Blüten wiederholt, bis sich das Fett mit dem Duft vollgesogen hat. Dann werden Fett und Blütenextrakt mittels Alkohol voneinander getrennt.

Am gebräuchlichsten ist die Gewinnung ätherischer Öle mittels Wasserdampf-Extraktion, die schon seit Jahrtausenden angewendet wird. Dazu werden die zerkleinerten Pflanzenteile auf einen Gitterrost gelegt und Wasserdampf hindurch geschickt. Dadurch werden die Öltropfen aus den Pflanzen gelöst und steigen mit dem Wasserdampf auf. In einem gekühlten Rohr verflüssigen sich beide, Wasser und Öl, wieder und werden in einem Behälter aufgefangen. Nun kann das auf der Wasseroberfläche schwimmende Öl abgeschöpft werden. Ein auf diese Weise gewonnenes Öl ist normalerweise von guter Qualität.

Bei Zitrusfrüchten wendet man zur Gewinnung des Öles die Kaltpressung an. Auf maschinelle Weise wird bei dieser Methode das in der Fruchtschale in kleinen Drüsen befindliche Öl herausgepresst. Eine kleine Vorstellung davon haben auch Sie sich sicher schon öfters beim Schälen von Apfelsinen oder Zitronen machen können, wenn Ihnen das Öl unbeabsichtigt in die Augen gespritzt ist. Kalt gepresste Öle sind nur dann hochwertig, wenn sie von ungespritzten Früchten stammen.

Schließlich ist noch die Lösungsmittel-Extraktion zu nennen. Diese Methode ist zur Gewinnung von Ölen für therapeutische Zwecke nicht zu empfehlen, da sie sich chemischer Lösungsmittel bedient. Mit solch hochgiftigen Substanzen wie Hexan wird die Essenz aus der Pflanze herausgelöst. Auch wenn das Lösungsmittel später wieder herausgetrennt wird, bleiben immer Reste zurück.

Qualitätsmerkmale

Während es für die Qualität von Arzneimitteln, Kosmetika, Lebensmitteln und Reinigungsmitteln nachvollziehbare Kriterien gibt, fehlen solche eindeutigen Vorgaben für ätherische Öle und andere Pflanzenauszüge weitgehend. Damit Sie sich nicht ausschließlich auf Ihr Glück verlassen müssen, wollen wir Ihnen an dieser Stelle wenigstens einige Hinweise geben.

Wieder ist es Meyer (1991), der diesen Aspekt ausführlich bespricht. Ein Kriterium für die gute Qualität einer Essenz ist zum Beispiel die Herkunft und die Anbauweise der Pflanze, aus der der Auszug gewonnen wurde. Fragen Sie doch einfach beim Hersteller nach, ob die Pflanzen aus Wildwuchs oder Wildsammlung, aus biologisch-dynamischem, kontrolliert biologischem oder konventionellem Anbau stammen. Achten Sie beim Kauf eines Öles ganz besonders auf seine Reinheit, also darauf, dass es sich um ein Konzentrat handelt und nicht gestreckt wurde. Die Verdünnung können Sie schließlich je nach Bedarf selbst vornehmen (weitere Hinweise dazu im Kapitel Oregano: Rezepte und Darreichungsformen ab Seite 72).

Seriöse Anbieter können Analysenzertifikate für Ihre Produkte vorweisen und führen Rückstandskontrollen auf Pestizide durch. Fragen Sie einfach danach.

Neben billigen gestreckten Produkten werden oft auch synthetische Öle äußerst günstig angeboten. Es versteht sich von selbst, dass diese für Heilzwecke nicht zu empfehlen sind.

Ein wenig Wissenschaft

Die Heilwirkung von Oregano wurde von unseren Vorfahren zunächst im Laufe der Jahrhunderte durch Erfahrung ermittelt, inzwischen aber auch wissenschaftlich nachgewiesen. So berichtete das Journal of Agricultural and Food Chemistry 1998, dass sich die ätherischen Öle von Oregano, Minze, Lavendel und Salbei in vitro als tödlich für drei verbreitete Hautpilze erwiesen. Am wirksamsten war Oregano-Öl, das noch in einer Verdünnung von 1:50.000 die Anzahl aktiver Pilzzellen um 95 Prozent verringerte (AHO Aktuell). Wie schon erwähnt, geht die Heilwirkung des Oreganos in erster Linie auf die Phenole (das sind Abkömmlinge des Phenols) Thymol und Carvacrol zurück. Phenol selbst wurde schon 1887 von dem britischen Chirurgen Joseph Lister (1827–1912) zur Sterilisierung von Wunden verwendet. Vielen wird in diesem Zusammenhang eher das Synonym Carbol geläufig sein. Lister wurde für seine Verdienste in der Antisepsis immerhin geadelt. Schon eine 0,2- bis 1-prozentige Konzentration von Phenol wirkt bakterientötend.

Wissenschaftler der Kansas State University legten beim Jahrestreffen des Institute of Food Technologies vorläufige Ergebnisse einer Studie vor. Sie hatten 24 Gewürze, die für die Zubereitung von Hackfleisch und Salami verwendet werden, auf ihre antimikrobiellen Eigenschaften untersucht. Dabei stellten Sie fest, dass Knoblauch, Oregano, Salbei, Nelke und Zimt besonders wirksam sind. Das heißt, sie eignen sich ganz besonders gut für die natürliche Konservierung von Lebensmitteln.

Aber schon 1982 (Valnet 1982) wurde die antibakterielle Wirkung verschiedener Gewürze mit der von Phenol verglichen und eine Rangreihe aufgestellt. Sie wird angeführt von Thymian und Oregano, die beide weitaus effektiver sind als Phenol. In dieser Studie wurde getestet, wie viele Milliliter ätherisches Öl aus einem bestimmten Gewürz benötigt werden, um einen Liter Nährbouillon zu sterilisieren. In einem anderen Vergleich der Cornell University (Grell 1998) ergibt sich eine ähnliche Rangreihe. Hierbei ist die bakterizide Wirksamkeit eines Gewürzes umso höher, je größer die Bewertungszahl ist. In beiden Studien steht Oregano ganz oben.

Sowohl für Thymol als auch für Carvacrol, die beiden wichtigsten ätherischen Öle in Oregano, wurden antientzündliche, desinfizierende, antihelmintische (gegen Wurmbefall wirkende) und expektorierende Eigenschaften nachgewiesen (Stein 1999). Thymol

Antibakterielle Wirkung verschiedener Gewürze

(nach Valnet 1982)

Gewürz	ml
Thymian	0,70
Oregano	1,00
Chinesischer Zimt	1,70
Rose	1,80
Nelke	2,00
Eukalyptus	2,25
Pfefferminze	2,50
Mädesüß	3,30
Chinesischer Anis	3,70
Singhalesischer Zimt	4,00
Wilder Thymian	4,00
Anis	4,20
Senf	4,20
Rosmarin	4,30
Birke	4,80
Lavendel	5,00
Balsamstrauch	5,20
Phenol	5,60
Wacholderbeere	6,00
Fenchel	6,40
Knoblauch	6,50
Zitrone	6,50
Petersilie	8,80
Veilchen	9,00

(nach Grell 1998)

Gewürz	Bewertung
Oregano	100
Piment	100
Zwiebeln	100
Knoblauch	100
Thymian	92
Zimt	89
Estragon	89
Kreuzkümmel	86
Nelken	83
Lorbeer	82
Pepperoni	80
Rosmarin	77
Senfkörner	76
Majoran	76
Kümmel	70
Minze	62
Salbei	59
Fenchel	57
Koriander	54
Dill	52
Muskat	52
Basilikum	50
Petersilie	50
Pfeffer	38
Ingwer	30
Anis	30

und Carvacrol haben – zusammen mit Cinnamaldehyd und Eugenol – einen synergistischen Effekt bei Mundentzündungen (Didry et al. 1994). Vor allem Thymol ist stark desinfizierend, fungizid und bakterizid. In diesem Zusammenhang ist auch von Bedeutung, dass die pilztötende Wirkung von Thymol und Carvacrol bei AIDS-Kranken genutzt wird; denn diese sind häufig von Pilzbefall im Mund (vor allem auf der Zunge) betroffen.

Zudem sind beide ätherischen Öle auch als natürliche Antioxidantien zur Lebensmittelhaltbarmachung und dem Imprägnieren von Holz geeignet (aho), und Thymol wird sogar in flüssigen Arzneimitteln zur Konservierung verwendet.

Will man die Wirkung eines Stoffes nachweisen, geschieht dies zunächst in vitro, das heißt nicht im lebenden Organismus, sondern im Labor, zum Beispiel im Reagenzglas oder in der Petrischale. Auf diese Weise wurde auch nachgewiesen, dass Oregano und sein Öl das Wachstum verschiedener Keime hemmt, und das in Konzentrationen von nur 150, 300 und 600 ppm (parts per million = Teile pro Million) (aho). Zu diesen Keimen zählen unter anderem Leuconostoc mesenteroides und Lactobacillus plantarum, Staphylococcus aureus, Salmonella typhimurium und Listeria monocytogenes sowie die Schimmelpilze Aspergillus flavus und Aspergillus versicolor.

Ein wenig italienische Küche

Manche Leserin und mancher Leser könnte nun angesichts der geballten Heilkraft von Oregano vermuten, dass man sich mit Pizza gesund essen kann, wenn sie nur genügend Oregano enthält.

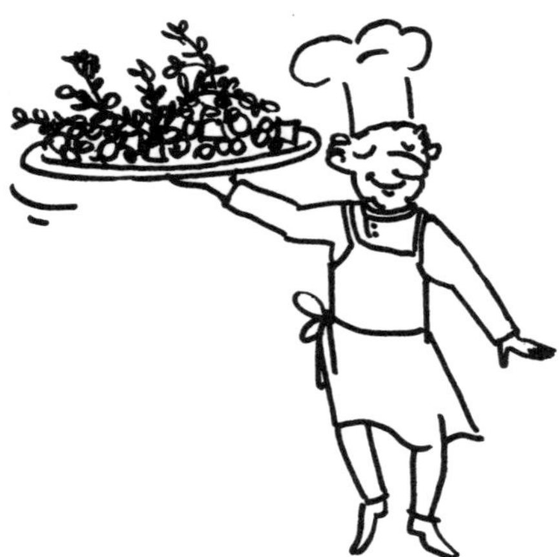

Doch das ist leider weit gefehlt. Sicher wird der Genuss von Oregano als Gewürz zur Gesunderhaltung beitragen. Die gesamte Kraft seiner Inhaltsstoffe wird aber am besten genutzt, wenn sie konzentriert ist, etwa in Öl oder in einem Tee-Aufguss.

Sicher haben Sie sofort den charakteristischen Oregano-Duft in der Nase, wenn Sie das Wort nur hören. Aber vermutlich verwenden Sie das Gewürz bisher eher selten. Dabei lässt sich Oregano vielfältiger einsetzen, als man oft ahnt. Dass er auf jede Pizza gehört, ist inzwischen weitläufig bekannt. Oregano passt aber auch zu Geflügel, Fisch, Muscheln und etlichen Fleischgerichten. Ob zu Kalb-, Schweine- oder Hammelfleisch, ob im Gehackten, in Fleischfüllungen oder in der Wurst – überall entfaltet Oregano sein unverwechselbares Aroma.

Aber auch für Vegetarier gibt es zahlreiche Verwendungsmöglichkeiten. Haben Sie Oregano schon einmal zu Kartoffeln probiert, oder zu Erbsen, Bohnen, Tomaten, Auberginen, Zucchini oder Pilzen? Auch Salate lassen sich mit Oregano pikant verfeinern, und ein Brotaufstrich mit Äpfeln oder Zwiebeln erhält durch ihn eine herbe Note. Ebenso passt das Gewürz gut zu eingelegten Oliven, Liebstöckelblättern und Kapern. Natürlich gibt es noch viele andere

Gerichte, die sich mit Oregano abrunden lassen. Sicher ist, dass es in eine gute Pastasauce, Minestrone oder Lasagne hineingehört und auch zu Omeletts und Gemüseaufläufen passt. Wussten Sie, dass Oregano auch klassischer Bestandteil der Sauce Bolognese ist? Chilipulver enthält hingegen mexikanischen Oregano, dessen Geschmack noch intensiver ist als der des europäischen.

Ein Tipp: Experimentieren Sie doch einfach einmal nach Lust und Laune mit diesem recht kräftigen Gewürz! Wegen seiner starken Würzkraft sollte man Oregano aber immer zurückhaltend verwenden. Denn was Geruch und Geschmack betrifft, lässt sich Oregano zwar als sehr aromatisch und warm beschreiben, aber eben auch als leicht bitter. Letztendlich kommt es auf die individuellen Vorlieben der Verwender an, wie es bei Geschmacksfragen ja meistens der Fall ist.

Eine Menge Heilkraft

Wie in den vorangehenden Kapiteln ausgeführt, verfügt Oregano über vielfältige Heilkräfte. Er wirkt appetitanregend und verdauungsfördernd (er erleichtert insbesondere die Verdauung von Fett), er löst Schleim und ist Auswurf fördernd. Ferner wirkt Oregano schwach krampflösend, fördert den Gallenfluss und ist ein bewährtes Mittel gegen Durchfall und Menstruationsbeschwerden (Schinkel und Bennemann, Ingram 1997). Die pilztötende Wirkung des Krautes wurde oben schon erwähnt (AHO aktuell), ebenso seine Fähigkeit, auch andere Krankheitserreger abzutöten (Valnet 1982, Stein 1999). Wegen dieses breiten Wirkungsspektrums eignet sich Oregano hervorragend als Mittel gegen zahlreiche Krankheitskeime wie Bakterien, Viren, Pilze und Parasiten sowie Erkrankungen der Haut, der Atemwege, des Mund- und Rachenraumes, des Bewegungsapparates, des Verdauungstraktes und etlicher anderer Krankheiten.

Eine Auswahl der Krankheiten, für die Erfahrungen mit Oregano vorliegen, wird in den folgenden Kapiteln behandelt. Natürlich ließe sich die Liste noch um einiges verlängern. Wir wollen uns hier aber lediglich auf einige wichtige Leiden beschränken. Und bedenken Sie bitte stets, dass es sich hierbei nur um Anregungen handelt und dass es immer auf den gesamten Lebenswandel eines Menschen ankommt und auf die Art und Weise, wie er mit seiner Gesundheit umgeht.

Oregano bei Hautverletzungen und Hauterkrankungen

Die menschliche Haut ist ein Organ mit einer Gesamtoberfläche von etwa eineinhalb bis zwei Quadratmetern. Was viele nicht wissen: Ihr kommen vielfältige lebenswichtige Aufgaben zu. Sie bildet nämlich nicht nur die Barriere zwischen den inneren Organen und der Außenwelt, sondern sie übernimmt auch Schutz- und Regulationsfunktionen sowie einen Teil der Immunabwehr. Außerdem bringt die Haut verschiedene Anhangsgebilde hervor. Das sind die Haare, Nägel, Drüsen und Sinnesorgane, denen ebenfalls wichtige Aufgaben zukommen. Als Grenzschicht zur Außenwelt schirmt uns die Haut vor schädlichen Einflüssen wie etwa starker Sonneneinstrahlung ab und schützt uns vor mechanischen Einflüssen.

Eine andere sehr wichtige Funktion der Haut ist die Immunabwehr. Sie verhindert im Normalfall das unkontrollierte Eindringen von Krankheitserregern und bekämpft sie sogar aktiv. Diese Aufgaben übernehmen spezialisierte Immunzellen. Typische Anzeichen für solche Reaktionen kennen wir alle aus eigener Erfahrung. Bei Masern, Röteln oder Scharlach treten solche Hautveränderungen nur allzu deutlich auf. Manche Menschen haben ständig mit solchen Abwehrmechanismen der Haut zu tun, nämlich Allergiker.

Ein weiterer Aspekt für die Bedeutung der Haut: Ohne die zahlreichen Hautsinne könnten wir unsere Umwelt kaum wahrnehmen. Kleinste spezialisierte Strukturen der Haut versetzen uns in die Lage zu tasten und Druck und Vibrationen, Dehnungen, Kälte oder Schmerz zu erkennen. Zudem sondern Talgdrüsen chemische Substanzen ab, die für viele Bakterien giftig sind.

Ebenfalls lebenswichtig ist die Fähigkeit der Haut, die Körpertemperatur zu regulieren. Je nach Bedarf wird Wärme durch Ausweitung von Blutgefäßen in der Lederhaut (Dermis) und durch vermehrtes Schwitzen abgegeben. Bei Kälte hingegen ziehen sich die Blutgefäße zusammen und schützen den Körper vor zu großem Wärmeverlust. Auch die Ausscheidung von Stoffwechselprodukten über die Haut ist ein Regulationsmechanismus.

Es ist nur allzu verständlich, dass ein Organ mit derart vielen Aufgaben auf vielfältige Weise gestört werden kann. Daher verdient es unsere ganze Aufmerksamkeit. Es ist leicht einzusehen, dass nur eine intakte Haut ihre unzähligen Aufgaben ungestört erfüllen kann. Um diese Funktionsfähigkeit zu erhalten, ist es

unbedingt nötig, mit Sorgfalt auf die eigene Körperhygiene zu achten. Wird die Haut nicht regelmäßig gesäubert, können die Poren verstopfen, und dadurch können zum Beispiel die Regulationsmechanismen gestört werden. Aber auch Krankheitskeimen wird die Besiedlung der Haut bei mangelhafter Hygiene erleichtert. Mit der Reinigung der Haut unterstützt man sie also auch in ihrer Funktionstüchtigkeit. Zur Stärkung und Gesunderhaltung unserer „Außenhülle" ist Oregano ein hervorragendes Mittel.
Einige Tropfen Oregano-Öl mit Honig vermischt (unter dem Stichwort Emulsionen erfahren Sie im Kapitel Heilrezepte mit Oregano/Darreichungsformen noch mehr über die Hintergründe) im Badewasser entspannen nicht nur den Körper, sondern wirken auch desinfizierend und unterstützen die Reinigung der Haut.

Hautverletzungen

Insektenstiche und Insektenbisse

Neben Insektenstichen durch Bienen, Wespen oder Hornissen sind auch Insektenbisse sehr unangenehm. Letztere können zum Beispiel von Mücken, Bremsen, Flöhen, Läusen oder Bettwanzen herrühren. In allen Fällen ist Oregano-Öl zur Reinigung und Behandlung der Wunde gut geeignet. Aber auf keinen Fall sollten Sie daran kratzen, denn dadurch wird die Bissstelle gereizt, und sie kann sich entzünden, wenn beim Kratzen Krankheitskeime in die Wunde gelangen! Bei einer allergischen Reaktion, etwa auf einen Bienenstich, ist unbedingt ärztliche Hilfe erforderlich.

In manchen Gegenden sind Zeckenbisse sehr gefährlich, da sie Krankheiten (zum Beispiel Hirnhautentzündung, Zeckenbissfieber, Zeckenlähmung, Lyme-Krankheit etc.) übertragen können. Wichtig ist in jedem Falle, eine Zecke fachgerecht als Ganzes zu entfernen, am besten mit einer tief angesetzten Pinzette oder einer Zeckenzange. Bleibt nämlich der Kopf in der Haut stecken, kann sich der Hinterleib der Zecke regenerieren, und der Parasit überlebt.

Ingram (1997) hat aber auch Erfahrungen mit der Verwendung von Oregano-Öl gegen Insekten selbst gemacht. Bei Kopfläusen empfiehlt er, Shampoo mit einigen Tropfen Oregano-Öl zu versetzen und den Schaum einige Minuten lang einwirken zu lassen. Sollten Sie an sich Flöhe oder Läuse entdecken, müssen Sie zudem die Ursache gründlich beseitigen. Das bedeutet mitunter, dass die komplette Wohnung in die Bekämpfung einbezogen werden muss.

Verbrennungen und Verbrühungen

Wie schnell hat man sich verbrannt oder verbrüht, sei es an einer Herdplatte, am heißen Kochtopf oder an einer Zigarette. Wegen einer solch kleinen Verbrennung wird man nicht unbedingt gleich professionelle Hilfe in Anspruch nehmen wollen. Und trotzdem sollte man sofort etwas dagegen tun, denn Brandwunden können sich leicht entzünden und dadurch die Gesundheit nachhaltig gefährden. Als Erste-Hilfe-Maßnahme hält man die betroffene Stelle mehrere Minuten lang unter fließend kaltes Wasser.

Da die Inhaltsstoffe von Oregano antimikrobiell wirken, können Brandwunden mit Oregano-Öl leicht benetzt werden, um einer Bakterieninfektion vorzubeugen. Ingram (1997) weist darauf hin, dass sich die entzündungshemmende Wirkung von Oregano-Öl darin äußert, dass es die für Verbrennungen typischen Schwellungen und den Schmerz unmittelbar stoppt. Wenn sich eine Brandwunde jedoch entzündet, muss auf jeden Fall sofort professionelle medizinische Hilfe aufgesucht werden. Dies gilt erst recht für die Fälle, in denen größere Hautflächen betroffen sind.

Wunden

Es vergeht wohl kein Tag, an dem sich ein Mensch nicht irgendwo an seiner Haut verletzt. Das geschieht nicht nur bei handwerklichen Arbeiten, sondern kann auch im Büro passieren. Haben Sie schon einmal die Erfahrung gemacht, wie leicht man sich mit einem Blatt Papier in den Finger schneiden kann? Gerade bei solch kleinen Verletzungen, sei es ein Kratzer oder eine Schnitt- oder Schürfwunde, ist Oregano-Öl eine bewährte Hilfe zur Desinfektion und zur Unterstützung der Wundheilung. Die Wunden lassen sich mit einem Baumwolltuch reinigen, auf das einige Tropfen Oregano-Öl gegeben wurden. Ingram empfiehlt sogar, die Wunde mit Oregano-Öl ganz zu bedecken, um den Heilungsprozess zu unterstützen.

Wie bereits erwähnt, neigen Wunden dazu, sich zu entzünden. Da Oregano antimikrobiell wirkt, kann dem vorgebeugt werden. Reiben Sie die Wunde aber keinesfalls zu stark, denn sonst reizen Sie sie dadurch nur unnötig. Sollte es doch zu einer Entzündung kommen, gehen Sie bitte zum Arzt! Und noch eins: Schleimhäute sollte man mit Oregano-Öl überhaupt nicht einreiben. Das würde für diese besonders empfindlichen Hautpartien nämlich eine zu starke Reizung bedeuten.

Hauterkrankungen

Akne

Welche Heranwachsende leidet nicht unter Akne? Was man auch anstellt, den fürchterlich störenden Pickeln ist mit nichts beizukommen. Da ist auch der Gedanke, nicht alleine mit diesem Problem dazustehen, nicht sehr tröstlich. Die am häufigsten anzutreffende Form (Akne vulgaris) tritt vorwiegend in der Pubertät auf. Ihre Hauptursache ist das Verstopfen der Haarfollikel – das sind die Ansätze der Haare – durch Talg. In einem solchen Pfropf vermehren sich Bakterien, und es kommt zur Entzündung des Follikels.

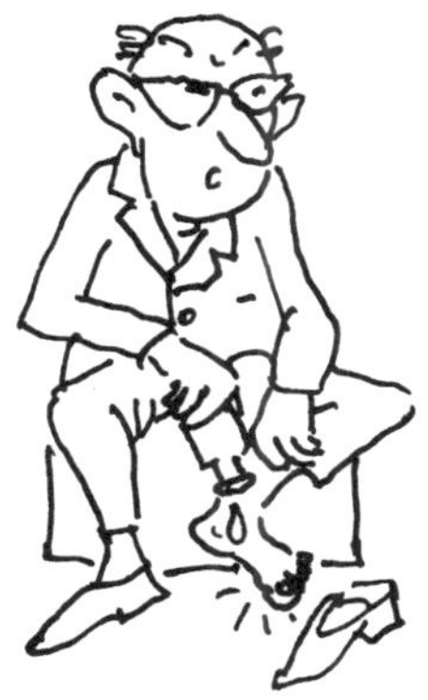

Die Aknebildung kann aber durch verschiedene weitere Einflüsse (Medikamente, Hormone etc.) noch verstärkt werden. Inwieweit die Ernährung mit tendenziell ungesunden Lebensmitteln wie Schokolade oder Zucker Einfluss auf die Aknebildung hat, ist noch nicht ganz geklärt. Eines aber ist sicher: Durch eine intensive Körperhygiene kann das Ausbreiten der Akne zumindest reduziert werden. Die betroffenen Stellen, vor allem im Gesicht und am Hals, auf der Brust, am oberen Rücken und an den Schultern, sollten auf jeden Fall zweimal täglich gründlich gewaschen werden.

Ursache der Entzündungen bei Akne sind Bakterien, und da Oregano bakterientötende Inhaltsstoffe enthält und über entzündungshemmende Eigenschaften verfügt, kann seine Anwendung bei dieser Erkrankung hilfreich sein. Was liegt also näher, als Oregano bei der täglichen Hygiene zu verwenden? Es genügt, Flüssigseife, Duschgel oder Shampoo mit einigen Tropfen Oregano-Öl zu versetzen und sich damit zu waschen. Zusätzlich dazu können Sie nach der Hautreinigung etwas Oregano-Öl auf die betroffenen Stellen tupfen, um den antibakteriellen Effekt zu verstärken. Vermeiden Sie dabei aber zu festes Reiben, um die Haut nicht zu reizen. Auch großflächiges Auftragen sollten Sie vermeiden.

Eine Blitz-Therapie gegen Akne gibt es zwar nicht, und auch mit Oregano werden Sie sie nicht vollständig zum Verschwinden bringen. Aber mit Hilfe dieser Heilpflanze lässt sich das Ausmaß und die Verbreitung der Akne zumindest etwas eindämmen, und das ist einen Versuch wert!

Dermatitis

Eine Dermatitis kann nicht immer eindeutig von einem Ekzem (siehe unten) unterschieden werden. Bei einer Dermatitis handelt es sich um eine Hautentzündung, die manchmal auf eine Allergie (zum Beispiel gegen bestimmte Metalle, Waschmittel, Arzneimittel, Pflanzen oder anderes mehr) zurückgeht, die aber oft ohne erkennbaren Grund ausbricht.

Neben Ekzemen unterscheidet man vorwiegend zwischen seborrhöischer Dermatitis, Kontaktdermatitis und Photodermatitis. Letztere wird durch die Einwirkung der Sonnenstrahlen auf die Haut ausgelöst. Kontaktdermatitis und Photodermatitis lassen sich leicht vermeiden, indem der Auslöser, soweit er bekannt ist, gemieden wird. Die seborrhöische Dermatitis hingegen wird klassischerweise mit Corticosteroiden und Medikamenten gegen Mikroorganismen behandelt. Daher ist hier Oregano als Alternative empfehlenswert. Wie bei der Behandlung von Ekzemen (siehe unten) kann auch bei der Behandlung von Dermatitis das Oregano-Öl äußerlich angewendet werden, indem die betroffenen Stellen mehrmals täglich damit eingerieben werden. Unterstützend kann Oregano auch oral eingenommen werden. Es gilt erneut die Mahnung, jegliches Kratzen an den kranken Hautpartien zu unterlassen, um unnötige Reizungen zu vermeiden.

Ekzem (Juckflechte)

Unter Ekzemen versteht man juckende Hautentzündungen, die mit Schuppungen, Blasen oder Hautrötungen einhergehen können.

Für diese Hautentzündungen gibt es eine ganze Reihe möglicher Ursachen. Das so genannte atopische Ekzem tritt bei Menschen mit angeborener Allergie-Neigung auf und kann im Laufe der Jahre verschwinden. Das nummuläre Ekzem tritt nur bei Erwachsenen auf und ähnelt einem Hautpilz, ist aber nicht behandelbar.

Vielen ist das Handekzem bekannt, das beispielsweise durch den Umgang mit Spül- und Putzmitteln ausgelöst werden kann. Dabei bilden sich zunächst Blasen auf der Handfläche, und später schält sich die Haut ab. Durch Tragen von Handschuhen kann dem vorgebeugt werden.

Allgemein ist bei Ekzemen Baumwollkleidung zu empfehlen und – es kann nicht oft genug gesagt werden – Zurückhaltung beim Kratzen, da sich der Zustand sonst verschlimmert. Durch Kratzen kann es hier nämlich zu Nässen und Bakterieninfektionen kommen.

Dank seiner entzündungshemmenden und antibakteriellen Eigenschaften ist Oregano auch für die Behandlung von Ekzemen geeignet. Sowohl die Symptome als auch die Ursache lassen sich damit angehen, das heißt, sowohl die Schwellungen als auch der Juckreiz und sogar eventuell auftretende Infektionen können mit Oregano-Öl bekämpft werden. Zur äußerlichen Behandlung wird es zweimal täglich auf die betroffenen Stellen aufgetragen. Zusätzlich werden einige Tropfen mit Flüssigkeit getrunken.

Furunkel und Karbunkel

Furunkel nennt man Eiterbeulen. Sie entstehen oft im Nacken, den Achselhöhlen und der Leistengegend am Ansatz eines Haares, dem Haarfollikel, und können sich zu größeren Karbunkeln auswachsen. Sie sind unansehnlich und oft schmerzhaft. Ursache für eine solche eitrige Entzündung, die nur schwer in den Griff zu bekommen ist, ist meist das Bakterium Staphylococcus aureus. Drücken

Sie einen Furunkel nie aus, da sich die Entzündung dadurch noch verstärken kann. Durch heiße Kompressen können Sie die Beschwerden lindern und das Aufgehen der Eiterbeule beschleunigen. Geben Sie dazu einige Tropfen Oregano-Öl in zwei Liter heißes Wasser und tauchen Sie eine Stoffwindel hinein. Gut ausgewrungen wird diese dann auf die betroffene Stelle gelegt (vergleiche das Kapitel Rheumatismus). Unterstützend können Sie die betroffene Stelle mit Oregano-Öl einreiben. Es kann dann durch die Haut an den Entzündungsherd gelangen und dort seine antibiotische Wirkung entfalten. Zusätzlich können Sie die Wirkung durch orale Einnahme von Oregano in Form von Öl, Tee oder Kapseln noch verstärken und dem Krankheitsherd so von innen zu Leibe rücken.

Körpergeruch (Bromidrosis)

Manche Menschen leiden in starkem Maße unter der Absonderung übel riechenden Schweißes. Die Ursache dafür ist die bakterielle Zersetzung von Bestandteilen des Schweißes. Demnach kann man außer mit gründlicher Hygiene auch mit Oregano gegen das Übel vorgehen, da seine Wirkstoffe die Bakterien abtöten. Durch das Auftragen von Oregano-Öl auf die betroffenen Stellen (etwa die Achseln oder Fußsohlen) werden die Bakterien bekämpft, die den üblen Geruch verursachen. Das Auftragen sollte nach dem Waschen erfolgen. Dabei kann wiederum Oregano-Öl unter die Seife oder das Duschgel gemischt werden. Tragen Sie es aber niemals auf die frisch rasierte Haut unter den Achseln auf, denn das führt mit Sicherheit zu Irritationen.

Pustelflechte (Impetigo)

Impetigo wird durch Bakterien ausgelöst und tritt hauptsächlich im Nasen- und Mundbereich auf. Die Infektion äußert sich durch die Rötung der Haut und durch die Bildung kleiner, mit Flüssigkeit gefüllter Bläschen. Diese Bläschen platzen leicht auf und nässen. Dadurch entstehen gelbliche Krusten. Diese Stellen sollten vorsichtig mit Wasser und Seife abgewaschen werden. Setzt man dem Waschwasser ein wenig Oregano bei, kann dadurch die Hygiene verbessert werden. Anschließend betupft man die betroffenen Stellen leicht mit einem mit Oregano-Öl getränkten Baumwoll-Lappen oder Wattestäbchen. Unterstützend kann Oregano zusätzlich oral eingenommen werden.

Dank der heutigen Hygiene tritt diese hoch infektiöse Krankheit in unseren Breiten nur noch selten auf. Doch vor allem in Schulen können hin und wieder kleinere Epidemien beobachtet werden. Bis die Pustelflechte wieder abklingt, kann gut eine Woche lang vergehen. Kinder sollten in dieser Zeit nicht zur Schule gehen. Um die weitere Übertragung der Krankheit zu verhindern, sollten die von den Betroffenen benutzten Handtücher und ihre Wäsche heiß gewaschen werden.

Rosacea

Die Ursache dieser Erkrankung, die sich durch eine ungewöhnliche Rotfärbung von Nase und Wangen bei immerhin einer von 500 Personen zeigt, ist noch nicht geklärt. Einige Wissenschaftler vermuten, dass Milben oder Bakterien ursächlich dafür verantwortlich sind (Ingram 1997). Tatsächlich werden die Symptome einer Rosacea auch von der Schulmedizin mit einem Antibiotikum (Tetracyclin) behandelt. Daher empfiehlt Ingram (1997) die natürliche Alternative Oregano-Öl. Das Öl wird ein- bis zweimal täglich auf die entsprechenden Hautpartien aufgetragen, und zusätzlich wird die Behandlung durch das Einnehmen einiger Tropfen Oregano-Öls in Milch oder Saft unterstützt.

Schuppen

Schuppen sind zwar harmlos, aber vor allem unter ästhetischen Gesichtspunkten oft sehr störend. Ursache ist meist ein juckender

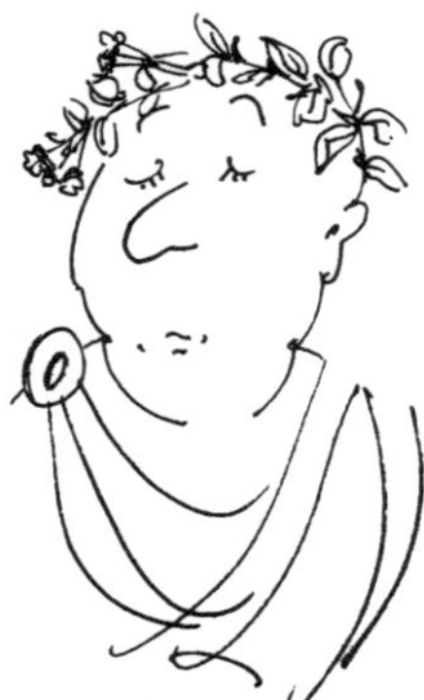

Ausschlag auf der Kopfhaut, der aber auch im Gesicht, auf dem Rücken oder auf der Brust auftreten kann.

Zur Behandlung kann man Shampoo mit einigen Tropfen Oregano-Öl versetzen. Nach dem Einseifen lässt man den Schaum zwei Minuten lang einwirken und wäscht die Haare danach ganz normal aus. Unterstützend kann man abends die Kopfhaut mit ein wenig Oregano-Öl einreiben. Ein leicht brennendes Gefühl, das dann eventuell auftreten kann, geht schnell vorüber.

Schuppenflechte (Psoriasis)

Die Schuppenflechte ist eine äußerst schwer zu behandelnde Erkrankung, die immerhin bei zwei Prozent aller Europäer und US-Amerikaner auftritt. Ähnlich wie eine Pilzerkrankung kann auch sie unter kosmetischen Aspekten problematisch sein. Oft bringt sie auch zusätzlich noch psychische Belastungen für den Erkrankten mit sich. Die vermehrte Bildung silberfarbener Schuppen an Ellbogen oder Knien, am behaartem Kopf, auf den Handtellern und an anderen Körperteilen kann schubweise auftreten. Die Schuppenflechte kann aber auch einen chronischen Verlauf nehmen.

Gängige Behandlungsmöglichkeiten sind unter anderem die Phototherapie und die Verabreichung von Corticosteroiden. Da es aber keine auf Dauer wirksamen Medikamente oder Methoden gegen Psoriasis gibt, sind Betroffene meist froh über jede neue Alternative. Ingram (1997) berichtet über gute Erfolge mit Oregano bei den Symptomen Schmerzempfinden, Juckreiz, Entzündung und Schwellung. Er führt dies unter anderem auf die entzündungshemmenden Eigenschaften von Oregano zurück, ist aber auch davon überzeugt, dass Pilze und Bakterien ursächlich an der Entstehung einer Schuppenflechte beteiligt sein können. Daher empfiehlt er zwei- bis dreimal täglich einige Tropfen Oregano-Öl sublingual oder in Saft einzunehmen und zusätzlich dazu täglich zwei Kapseln mit Oregano-Öl zu schlucken, sowie ein weiteres Fertigprodukt.

Außerdem sollte man mehrmals täglich die betroffenen Stellen mit Oregano-Öl einreiben.

Seborrhö

Unter Seborrhö versteht man die übermäßige Produktion von Talg, wodurch das Gesicht glänzend und die Kopfhaut fettig wird. Die genaue Ursache der Seborrhö kennt man noch nicht. Es ist lediglich bekannt, dass männliche Sexualhormone eine Rolle spielen und genetische Faktoren beteiligt sein können. Diese Hautkrankheit tritt vor allem bei Jungen und bei Parkinson-Patienten auf, kann aber auch durch Arzneimittel verursacht werden.

Für die Kopfwäsche gilt hier das Gleiche wie bei der übermäßigen Schuppenbildung. Mit Oregano-Öl versetztes Shampoo soll man kurz einwirken lassen und dann gründlich ausspülen. Abends soll man dann noch Oregano-Öl auf die Kopfhaut massieren und über Nacht einwirken lassen.

Warzen

Diese Hautveränderungen werden durch das HPV (Human Papilloma-Virus) verursacht, von dem etwa 30 verschiedene Arten bekannt sind. Entsprechend gibt es auch unterschiedliche Ausprägungen und Varianten von Warzen, die die obersten Hautschichten befallen. Ist der Genitalbereich betroffen, spricht man von Feigwarzen. Betroffene Frauen sollten unverzüglich professionelle Hilfe aufsuchen, weil Genitalwarzen am Gebärmutterhals Krebs auslösen können. Außerdem sind Feigwarzen ansteckend. Da sie beim Geschlechtsverkehr übertragen werden, ist es notwendig, dass beide Partner behandelt werden.

Treten Warzen an anderen Körperstellen auf, zum Beispiel an den Händen, so können sie eher unter kosmetischen oder ästhetischen Aspekten stören. Früher bestand eine probate Methode zur Heilung darin, Warzen wegzubeten. Dabei mag der feste Glaube bei der Erfolgsquote eine Rolle gespielt haben. Tatsächlich verschwinden Warzen aber in der Hälfte der Fälle nach einigen Monaten von selbst. Falls Sie nicht so lange warten oder auf Nummer sicher gehen wollen, können Sie die Behandlung mit Oregano-Öl einmal ausprobieren. Betupfen Sie mehrmals täglich die Warzen mit einem mit Oregano-Öl getränkten Baumwoll-Läppchen oder einem Wattestäbchen. Das in die Haut eindringende Öl bekämpft den Erreger dann gleichsam von innen.

Vergessen Sie jedoch nicht, dass Warzen ansteckend sind und dass Sie Oregano-Öl nicht mit den Schleimhäuten in Berührung bringen sollten.

Wundrose (Erysipel)

Diese Entzündung der Haut wird meist durch Streptokokken verursacht und tritt normalerweise – vorwiegend im Winter – im Gesicht auf. Man nimmt an, dass die Krankheitserreger durch kleine Verletzungen in der Haut oder durch wunde Stellen eindringen und dann zu den typischen juckenden roten Flecken führen. Andere Symptome sind Fieber, Kopfschmerzen und Erbrechen. Im weiteren Verlauf der Erkrankung entwickeln sich

Bläschen, die aufbrechen und verkrusten. In der Schulmedizin behandelt man Wundrosen mit Penicillin. Ingram (1997) empfiehlt stattdessen, mindestens einmal täglich mit einem Baumwoll-Läppchen Oregano-Öl aufzutupfen, damit seine Inhaltsstoffe ihre bakterizide Wirkung entfalten können. Unterstützend dazu empfiehlt er, einige Tropfen Oregano-Öl mit etwas Flüssigkeit oder ein Fertigprodukt einzunehmen.

Oregano bei Herpes-Erkrankungen

Man kennt etwa vierzig verschiedene Herpesviren, die unter anderem schmerzhafte, mit Bläschenbildung einhergehende Hautausschläge hervorrufen. Am bekanntesten sind Herpes simplex labialis (Lippenherpes), Herpes genitalis (Befall der Geschlechtsorgane) und Herpes zoster (Gürtelrose). Für Letzteres ist das Varicella-Zoster-Virus verantwortlich, das auch Windpocken verursacht.

Der Lippenherpes wird von dem Herpes simplex Virus Typ 1 ausgelöst, mit dem sich fast jeder Mensch schon im Kindesalter ansteckt. Es gibt fast keinen Erwachsenen, der frei von diesem Virus ist. Es hält sich in den Nervenzellen des Gesichts auf und wird bei vielen Menschen immer wieder aktiv, indem es sehr lästige Bläschen an den Lippen hervorruft. Auslöser können Fieber, Sonneneinstrahlung oder auch ein Immundefekt sein. Als weitere Ursachen für einen Herpes-Ausbruch werden Stress und Medikamente verantwortlich gemacht.

Das Herpes simplex Virus Typ 2 wird durch Geschlechtsverkehr übertragen und löst den schmerzhaften Herpes genitalis aus, der bei Betroffenen immer wieder ausbrechen kann.

Hat ein Kind die Windpocken gut überstanden, sind auch die meisten Viren vom Typ Varicella vernichtet. Einige aber können in den die Haut versorgenden Nerven viele Jahre überdauern. Bei geschwächtem Immunsystem (durch natürliche Alterung, durch eine Cortisonbehandlung, durch Stress etc.) kann dann eine Gürtelrose ausbrechen, die sich durch eine hohe Schmerzempfindlichkeit der betroffenen Hautpartien ankündigt und durch Hautbläschen gekennzeichnet ist. Auch wenn der Ausschlag bald abklingt, kann der durch die Nervenschädigung hervorgerufene Schmerz noch lange andauern.

Oregano-Öl dringt in die Haut ein und entfaltet dann sein viruzides Potential, das heißt, seine Inhaltsstoffe greifen die Viren an und vernichten sie. Daher sollte man schon bei den ersten Symptomen mehrmals täglich Oregano-Öl auf die betroffenen Stellen auftragen, um den Herpes-Ausbruch abzuschwächen. Durch Oregano-Öl wird zudem der Schmerz gelindert und die Abheilung unterstützt. Das Öl sollte nur leicht aufgetragen, aber nicht heftig eingerieben werden, um weitere Reizungen der Haut zu vermeiden. An den Lippen kann es zu einem leicht brennenden Gefühl kommen. Im Genitalbereich sollte Oregano-Öl nicht angewandt werden, da die Schleimhäute dadurch zu stark gereizt würden.

Zur Unterstützung sollte Oregano zusätzlich oral eingenommen werden. Entweder man nimmt einige Tropfen Öl in Flüssigkeit oder ein Fertigprodukt ein.

Oregano bei Pilzinfektionen

Pilze sind Segen und Fluch für die Menschheit zugleich. Wir alle wissen um den großen Nutzen und die teils tödlichen Gefahren, die sie uns bringen. Einerseits lassen sich mit den verschiedenen Speisepilzen die köstlichsten Rezepte zubereiten, andererseits ist der Verzehr anderer, ihnen oft zum Verwechseln ähnlich sehender Ständerpilze (Basidomyceten) tödlich.

Auch unter den Hefepilzen gibt es einige äußerst nützliche Spezies, die der Mensch zum Beispiel zum Bierbrauen oder zum Brot- und Kuchenbacken verwendet. Sie sind aus der Lebensmittelindustrie überhaupt nicht mehr wegzudenken. Daneben gehört die Hefe Candida albicans zu einem der verbreitetsten pathogenen, also krank machenden Pilze, der verschiedene Körperregionen befallen kann.

Auch unter den Schimmelpilzen kann man hochgefährliche neben äußerst nützlichen Vertretern finden. Feinschmecker wissen die durch Schimmelpilze veredelten Käsesorten zu schätzen, und auch der Nutzen des aus dem Schimmelpilz Penicillium gewonnenen Antibiotikums ist keineswegs zu leugnen.

Wir alle sind ständig von zahllosen Pilzsporen umgeben, die unsere Haut oder unsere inneren Organe besiedeln. Sie gehören zur ganz natürlichen menschlichen Flora. Selbst schädliche Pilze können uns normalerweise nichts anhaben, jedenfalls solange unser Immunsystem intakt ist. Ist es aber geschwächt, können sogar sonst harmlose Pilze zu ernsthaften Erkrankungen führen. Besonders betroffen sind Zuckerkranke, Krebspatienten, AIDS-Patienten und ältere Menschen.

Auch Medikamente können die Funktion des Immunsystems beeinträchtigen und dadurch einem pathogenen Pilzbefall Vorschub leisten. Zu den Arzneimitteln, die in dieser Hinsicht gefährlich sind, gehören Antibiotika, Immunsuppressiva und Corticoide. Wichtig ist, eine Pilzerkrankung (im Fachjargon Mykose genannt) nicht zu unterschätzen. Denn wenn sich ein Pilz erst einmal an einer Stelle des Körpers eingenistet hat, dann kann er von dort aus andere Organe befallen und schwere Krankheiten auslösen. Daher ist es für jeden Menschen von höchster Bedeutung, dass sein Immunsystem intakt ist.

Doch leider ist unsere heutige Lebens- und Ernährungsweise bestens dazu geeignet, Pilzerkrankungen zu fördern. Pilze lieben beispielweise Zucker über alles. Da viele Menschen nicht gerade knauserig im Verzehr von Süßem sind, begünstigen sie dadurch auch das Pilzwachstum. Daher gehört bei Pilzerkrankungen eine zuckerreduzierte Diät zur Behandlung. Aber auch Oregano hat seinen Stellenwert in der Therapie von Pilzerkrankungen.

Neben Zucker gibt es noch weitere Faktoren, die die Ausbreitung von Pilzen begünstigen, etwa ein feucht-warmes Milieu, in dem sich diese hartnäckigen Gäste hervorragend vermehren können. Turnschuhträger und Menschen, die selten das Schuhwerk wechseln, bieten den Pilzen solch ideale Bedingungen und sind daher besonders häufig von Fußpilz betroffen. Im Englischen spricht man hier auch vom athlete´s foot. Auch Hautfalten (oft bei älteren oder dickleibigen Menschen) bieten Hautpilzen einen idealen Platz, um sich einzunisten. Ein Großteil der Bevölkerung hat im Lauf des Lebens gelegentlich oder regelmäßig mit Pilzproblemen zu tun. Prinzipiell kann jeder Körperteil und jedes Organ von einer Pilzinfektion betroffen werden.

Ansteckungsmöglichkeiten gibt es zuhauf. Saunen oder Duschen in öffentlichen Schwimmbädern und Sportstätten tragen nicht unerheblich dazu bei, den Fußpilz von einem Menschen auf den anderen zu übertragen. Achten Sie daher beim Besuch solcher Einrichtungen besonders auf die Hygiene. Tragen Sie Badeschuhe (das gilt auch für Hotelzimmer) und desinfizieren Sie Ihre

Füße gründlich. Trocknen Sie sie auch zwischen den Zehen immer gut ab. Wenn Sie einige Tropfen Oregano-Öl in Ihr Duschmittel oder Ihre Flüssigseife geben, sind Sie auf der sicheren Seite. Diesen Pilzschutz sollten Sie überall dort dabei haben, wo krank machende Pilze lauern, denn Oregano hat eine fungizide, also pilztötende Wirkung. Neben der Anwendung im Duschgel kann Oregano-Öl auch direkt auf die besonders gefährdeten Stellen (zum Beispiel die Zehenzwischenräume) aufgetragen werden.

Kosmetisch unschön und medizinisch bedenklich sind auch Nagelpilze, die so genannten Onychomykosen. Ihr Auftreten wird oft durch künstliche Fingernägel begünstigt. Hat sich ein Nagelpilz erst einmal etabliert, ist ihm hinterher nur noch schwer beizukommen. Operative Methoden, das heißt das Ziehen der Nägel, und auch die moderne medikamentöse Therapie sind sehr langwierig und kostspielig. Dabei ist ihr Erfolg oft nur sehr mäßig. Häufig bilden sich nämlich resistente Stämme, bei denen dann die herkömmlichen Antimykotika versagen. Da kann ein Versuch, dem Übel mit Oregano zu begegnen, nicht schaden.

Die für den Menschen schädlichen Pilze unterteilt man ganz grob in Hautpilze (Dermatophyten), Hefepilze und Schimmelpilze. Je nachdem, welche Körperstelle von einem Dermatophyten befallen wurde, bezeichnet man die Hautpilzerkrankung als Tinea capitis (Kopf), Tinea pedis (Fuß), Tinea manuum (Hand), Tinea corporis (Körperstamm) und so weiter. Dermatophyten können über kleinste Wunden in die Haut eindringen, sich aber auch direkt mit Hilfe von Enzymen in das Gewebe „hineinfressen".

Der bekannteste Hefepilz ist sicher Candida albicans, der die sogenannten Candidosen (zum Beispiel Vaginalcandidose) hervorruft. Bei AIDS-Patienten oder Personen, die über einen langen Zeitraum hinweg mit Cortison behandelt werden, ist oft ein weißer Zungenbelag festzustellen, der ebenfalls von einer Candidose herrührt. Vor allem beim Hefepilzbefall gilt es, eine zuckerarme Diät einzuhalten. Zur weiteren Bekämpfung reibt man regelmäßig die befallenen Körperteile mit Oregano-Öl ein, und zwar mindestens morgens und abends. Doch sei hier nochmals daran erinnert: Die Schleimhäute sollten nicht mit Oregano-Öl in Berührung kommen.

Unter den Schimmelpilzen sind vielen Menschen der Pinselschimmel (Penicillium) und der so genannte Gießkannen-Schimmelpilz (Aspergillus) am besten bekannt. Aus Penicillium gewann der Bakteriologe und Immunbiologe Sir Alexander Fleming 1928 das erste Antibiotikum, nämlich das Penicillin. Nach und nach wurden weitere Antibiotika entwickelt und traten schnell ihren Siegeszug rund um die Welt an. Diese segensreiche Erfindung, die 1954 mit dem Nobelpreis für Medizin ausgezeichnet wurde, hat aber auch ihre große Schattenseite, die erst in den vergangenen Jahren immer stärker zu Tage trat. Der allzu unkritische Einsatz von Antibiotika, sowohl in der Medizin als auch in der Tierzucht, führt dazu, dass es immer mehr resistente, das heißt widerstandsfähige Keime gibt, denen mit den bekannten Wirkstoffen nicht mehr beizukommen ist. Dadurch werden sie wieder zu einer tödlichen Gefahr für die gesamte Menschheit. Glücklicherweise wenden sich aber auch immer mehr Menschen wieder natürlichen Heilmethoden zu, um dieser verheerenden Entwicklung entgegenzutreten. Dazu zählt auch die Verwendung von Oregano, der mit Thymol und Carvacrol zwei Substanzen enthält, die zum Abtöten von Pilzen eingesetzt werden können.

Während der Schimmelpilz Penicillium zumindest teilweise nutzbringende Eigenschaften hat, kann Aspergillus bei Menschen mit geschwächtem Immunsystem schwerwiegende Gesundheitsschäden auslösen. Wir sind zwar ständig von seinen Sporen umgeben, einem gesunden Menschen können sie aber nichts anhaben. Bei Patienten, deren Immunsystem geschwächt ist (zum Beispiel durch die Behandlung mit Krebsmitteln oder durch

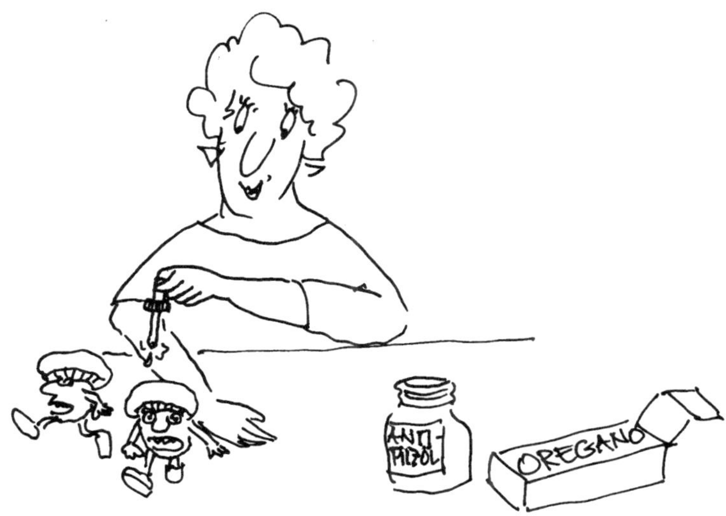

Immunsuppressiva, die nach Transplantationen verabreicht werden), kann unter Umständen jedoch eine tödliche Aspergillose die Folge sein. Bei manchen Asthmatikern kann der Pilz in den Bronchialschleim eindringen und die Krankheitssymptome verstärken.

Vielfach kommt es bei Pilzerkrankungen zusätzlich zu so genannten Superinfektionen durch Bakterien. Hat ein Pilz nämlich erst die Haut geschädigt, führt dies oft zu Juckreiz und Wunden, die von Bakterien besiedelt werden können. Gut, dass Oregano sowohl antibakteriell als auch fungizid wirkt. Beachten Sie bitte, was für jede Pilzbehandlung gilt: Sie muss konsequent fortgeführt werden, bis der Pilz völlig besiegt ist. Der Juckreiz lässt oft schon nach wenigen Tagen nach, dann ist der ungebetene Gast aber noch längst nicht besiegt. Brechen Sie die Therapie deshalb nicht zu früh ab, sondern führen Sie sie noch ein bis zwei Wochen weiter durch.

Reiben Sie täglich die betroffenen Stellen mehrfach mit Oregano-Öl ein. Begleitend dazu sollten Sie einige Tropfen des Öls mit Milch, Saft oder Tee einnehmen, um den Heilungsprozess auch von innen heraus zu unterstützen.

Oregano bei Atemwegserkrankungen

Wie wichtig gut funktionierende Atemwege sind, erfahren wir immer wieder, wenn wir eine Erkältung oder einen Schnupfen haben. Besonders betroffen sind Asthmatiker, die ihrer Beeinträchtigung oft nicht oder nur unzureichend begegnen können.

Als Atemwege bezeichnet man die Gesamtheit der Strukturen, über die Atemluft in die Lunge hineintransportiert und verbrauchte Luft wieder ausgeatmet wird. Dieser Weg beginnt in den Nasenhöhlen oder dem Mund, wo die Luft erwärmt, befeuchtet und gereinigt wird, und er führt dann über den Rachen und den Kehlkopf durch die Luftröhre in die Lungen. Hier verzweigt sich die Luftröhre zu dünnen Bronchien und Bronchiolen, die schließlich in den Lungenbläschen (Alveolen) enden, in denen der Sauerstoffaustausch mit dem Blut stattfindet.

Jede einzelne dieser Strukturen übernimmt eine wichtige Aufgabe bei der Atmung. Da sich diese Aufgaben unterscheiden, kann es zu verschiedenen Atemwegserkrankungen kommen, je nachdem, welcher Abschnitt im Einzelfall betroffen ist. Es gibt wohl kaum jemanden, der nicht regelmäßig einen kräftigen Schnupfen oder eine ausgewachsene Erkältung oder gar Grippe durchmacht. Die Ursachen für Atemwegserkrankungen sind mannigfaltig und reichen unter anderem von Bakterieninfektionen (Keuchhusten, bestimmte Lungenentzündungen) über Virusinfektionen (Grippe, Erkältung, Schnupfen) und Tabakkonsum (Raucherhusten) über Berufskrankheiten (Staublunge) bis hin zu Pilzinfektionen, Allergien (Asthma) oder Krebs (Kehlkopfkrebs, Lungenkrebs).

Oregano wirkt sowohl unmittelbar gegen die Krankheitserreger (Bakterien, Viren, Pilze) als auch symptomlindernd, denn er hilft, den Schleim in den Atemwegen zu lösen und dessen Auswurf zu fördern.

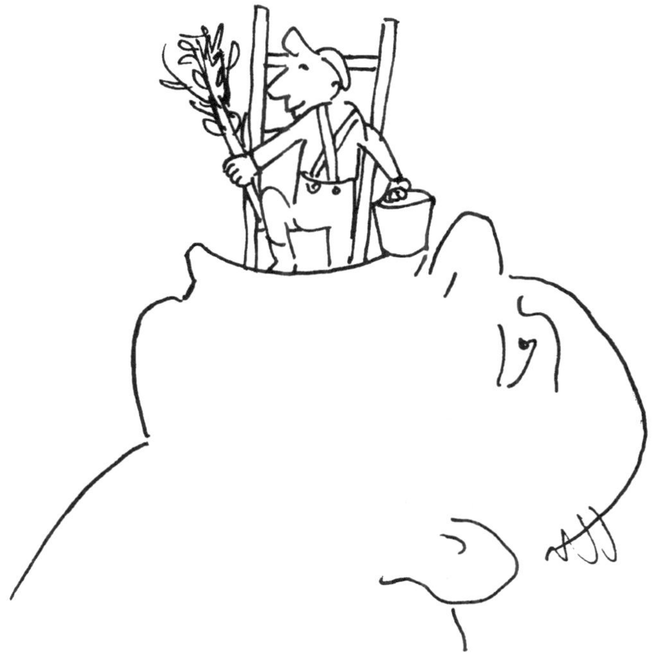

Asthma

Das Auftreten von Asthma-Erkrankungen (gemeint ist hier das Bronchialasthma) nimmt stetig zu. Es ist durch Atemnot gekennzeichnet und beruht meist auf einer Verengung der Atemwege infolge einer allergischen Reaktion. Wegen des Schweregrades der Erkrankung müssen Patienten mit Bronchialasthma zumeist ärztlich betreut werden. Mit Schuld an der Verbreitung des Bronchialasthmas ist unsere Lebensführung, die uns in immer stärkerem Maße mit Schadstoffen in Berührung bringt, seien es Abgase, Tabakrauch, Konservierungsmittel oder Ähnliches. Der Organismus kann auf das Einatmen dieser so genannten

Allergene mit einer allergischen Reaktion antworten, die dann in einem Asthmaanfall gipfeln kann. Weitere wichtige Allergene sind Pollen, Hausstaubmilben und Tierhaare sowie kleine Partikel von Tierhaut, Tierhaaren und Federn. Asthma kann aber auch durch Medikamente oder Nahrungsmittel (zum Beispiel durch den Verzehr von Nüssen) ausgelöst werden.

Der Arzt Dr. Cass Ingram (1997) empfiehlt bei asthmatischen Anfällen das Einreiben der Brust mit Oregano-Öl und das Inhalieren von Oregano-Dämpfen. Zusätzlich empfiehlt er, einige Tropfen des Öls unter die Zunge zu nehmen und einige Kapseln eines Fertigpräparates zu schlucken.

Sie können aber noch mehr tun, um Asthmaanfällen vorzubeugen oder um sie zumindest abzumildern. Es funktioniert nicht immer hundertprozentig, aber wenn man die Auslöser kennt, kann man versuchen, die Allergene zu vermeiden. Da Rauchen auch für Unbeteiligte verheerende Gesundheitsschäden zur Folge haben kann, sollte darauf ganz verzichtet werden. Das gilt erst recht dann, wenn Kinder in der unmittelbaren Umgebung sind. Wer Probleme mit Hausstaub oder Federn hat (nach wie vor gibt es viele Kopfkissen und Bettdecken, die damit gefüllt sind), der kann sich allergenfreies Bettzeug kaufen. Da sich Übergewicht negativ auf Asthma auswirkt, kann durch Abspecken ebenfalls geholfen werden. Regelmäßige Fitnessübungen beeinflussen sowohl Asthma als auch das gesamte Wohlbefinden positiv.

Grippe, Erkältung, Schnupfen

Es versteht sich von selbst, dass freie Atemwege ganz besonders wichtig für eine ungestörte Atmung sind. Bei einigen Erkrankungen der Atemwege (Erkältung, Grippe oder Schnupfen) kommt es zur Behinderung der Atmung, weil sie aufgrund vermehrter Schleimbildung verengt sind. Dagegen kann Oregano erfolgreich eingesetzt werden. Die ätherischen Öle in Oregano sind nämlich schleimlösend und auswurffördernd. Daher eignet sich eine Inhalation mit einigen Tropfen Oregano-Öl in heißem Wasser gut bei Husten und Schnupfen. Auch wenn Thymol nicht wasserlöslich ist, so ist es doch flüchtig in Wasserdampf und kann somit seine Wirkung beim Inhalieren gut entfalten. Sie können Oregano-Öl aber auch direkt aus der Öffnung der Ölflasche inhalieren. Achten Sie aber darauf, dass das konzentrierte Öl dabei nicht die empfindliche Nasenschleimhaut berührt.

Zusätzlich können Sie bei einer Erkältung auch Oregano-Tee trinken. Um dessen Wirkung zu verstärken, können Sie zusätzlich einige Tropfen Oregano Öl in den Tee geben oder das Öl mit einer anderen Flüssigkeit trinken. Außerdem können Sie auch Fertigprodukte einnehmen, die Oregano enthalten. Beachten Sie dabei jedoch immer die Angaben des jeweiligen Herstellers.

Husten

Laut Dr. Ingram (1997) hat Oregano auch einen antitussiven Effekt, das heißt, er lindert den Hustenreiz. Ingram schreibt, dass in einer Studie mit zwanzig Patienten alle von einer signifikanten Besserung oder gar Heilung berichten. Er empfiehlt daher, bei Husten mit Oregano-Öl zu inhalieren und zweimal täglich einige Tropfen unter der Zunge zergehen zu lassen. Außerdem solle man einige Tropfen Öl in Salzwasser geben und damit gurgeln.

Lungenentzündung

Lungenentzündungen können die Folge jeder ernsthaften Erkrankung sein und treten oft nach Operationen auf. Aber auch durch AIDS hat diese gefährliche Erkrankung der wichtigsten Teile der Atemwege als opportunistische Infektion wieder an

Bedeutung gewonnen. Der Begriff Lungenentzündung bezeichnet generell viele verschiedene Erkrankungen, die unterschiedliche Ursachen haben können. Auslöser sind meist Viren oder Bakterien. Seltener können Pilze oder Protozoen (bei AIDS-Patienten) eine Lungenentzündung auslösen. Je nach Ursache und Allgemeinzustand des Patienten sind die Symptome, der Verlauf und die Therapie einer Lungenentzündung sehr unterschiedlich. Eine ärztliche Behandlung ist auf jeden Fall angezeigt.

Laut Ingram (1997) kann die Einnahme von Oregano das Schwitzen verstärken und damit zur Fiebersenkung beitragen, denn oft sind Fieber oder erhöhte Temperatur Symptome einer Lungenentzündung. Bedeutsam ist auf jeden Fall die schleimlösende und auswurffördernde Wirkung von Oregano. Dazu inhaliert man möglichst oft Oregano-Öl und nimmt zusätzlich täglich einige Tropfen des Öls über die Mundschleimhaut auf, indem man diese unter die Zunge gibt. Außerdem sollte man Brust und Nacken mit Oregano-Öl einreiben. Auch Fertigprodukte können unterstützend eingenommen werden.

Nebenhöhlenentzündung (Sinusitis)

Viele Menschen leiden immer wieder unter einer Sinusitis, der Entzündung der Nasennebenhöhlen. Diese luftgefüllten Knochenhöhlen sind mit Schleimhäuten ausgekleidet, die sich aus unterschiedlichen Gründen entzünden können. Häufig geschieht dies als Bakterieninfektion nach einer Entzündung der Nasenhöhle. Manch einer hat nach einer banalen Erkältung regelmäßig mit einer Sinusitis zu tun. Neben einem Spannungs- und Druckgefühl kann es dabei zur eitrigen Entzündung mit Fieber, Schmerzen und Sekretbildung kommen.

Gerne werden in solchen Fällen Antibiotika verordnet, noch bevor die jeweilige Ursache geklärt ist. Wir wissen jedoch, dass die Wirkstoffe in Oregano ebenfalls antibiotische Eigenschaften besitzen und deshalb als natürliches Mittel vorgezogen werden sollten. Außerdem lässt sich durch das Inhalieren der ätherischen Öle der Abfluss des störenden Sekretes unterstützen. Hier können also zwei Dinge gleichzeitig bekämpft werden: einerseits die Ursache, nämlich die Infektion, und andererseits die Folge, also die Sekretbildung. Neben der Inhalation über einem Dampfbad kann in schweren Fällen auch direkt aus der Flasche mit Oregano-Öl inhaliert werden.

Tuberkulose

Starb in der Mitte des 19. Jahrhunderts in Europa noch ein Viertel der Bevölkerung an Tuberkulose, so ist sie mittlerweile sehr stark zurückgedrängt worden. In Entwicklungsländern spielt sie aber auch heute noch eine große Rolle, und weltweit sterben daran noch immer rund drei Millionen Menschen. Begünstigt wird das Auftreten der Erkrankung durch Immundefekte.

Ausgelöst wird die Tuberkulose durch das Mycobacterium Tuberculosis, das auf dem Weg der Tröpfcheninfektion übertragen wird, also durch Husten oder Niesen. Zunächst bildet sich in den Lungen ein Infektionsherd, der jedoch in den meisten Fällen vom körpereigenen Immunsystem erfolgreich bekämpft wird. In einigen Fällen können sich die Erreger aber über das Blut im ganzen Körper verteilen und andere Organe befallen.

Die medikamentöse Therapie einer Tuberkulose mit verschiedenen Antibiotika ist sehr langwierig und erstreckt sich über mehrere Monate. Da Oregano bakterizide Eigenschaften hat, kann er zumindest unterstützend eingesetzt werden. Neben der oralen Einnahme von Öl oder Kapseln kann das Oregano-Öl wiederum inhaliert werden, um so in die Lungen zu gelangen, wo sich die Tuberkulose-Erreger ja vornehmlich breit machen.

Oregano bei Infektionen des Mund- und Rachenraumes

Aus eigener Erfahrung weiß jeder von uns, dass Entzündungen im Mund nicht gerade selten sind. Ein Ausschlag (Aphten), Zahnfleischentzündungen (Gingivitis) oder Entzündungen der Mundschleimhaut (Stomatitis) können ganz schön quälend sein. Aber auch ein verbrannter Gaumen stört das Wohlbefinden enorm, ebenso wenn man sich versehentlich selbst auf das Wangenfleisch gebissen hat. Bei all diesen unangenehmen Erscheinungen kann eine Mundspülung mit Oregano-Öl lindernd wirken. Geben Sie einige Tropfen davon in ein Glas mit warmem Salzwasser und spülen Sie den Mund damit mehrmals aus. Sie spüren sofort den adstringierenden und desodorierenden Effekt. Wiederholen Sie diese Prozedur zwei bis viermal täglich.

Mundgeruch

In den Zahnzwischenräumen setzen sich ständig Speisereste ab, die sich durch einfaches Zähneputzen nicht vollständig entfernen lassen. Diese Essensreste sind ein gefundenes Fressen für Fäulnisbakterien. Die wiederum führen zu unangenehmem Atem (Halitosis). Daher empfiehlt sich der Gebrauch von Zahnseide, um auch die Zwischenräume gründlich zu reinigen. Ebenfalls kann Zungenbelag zu Mundgeruch führen, den man mechanisch mit speziellen Zungenschabern beseitigen kann. Zur Unterstützung der Mundhygiene und Bekämpfung von Mundgeruch kann man sich die antimikrobiellen Eigenschaften von Oregano zu Nutze machen, indem man die Zahncreme mit Oregano-Öl versetzt. Eine anschließende Mundspülung und Gurgeln mit Oregano-Wasser rundet die Mundhygiene ab.

Bekanntermaßen kann jedoch auch eine gestörte Verdauung zu schlechtem Atem führen. Da Oregano verdauungsregulierend wirkt (siehe Kapitel Oregano bei Verdauungsstörungen auf Seite yz), können Sie damit auch auf diese dritte Ursache Einfluss nehmen. Trinken Sie täglich einige wenige Tropfen Öl in Milch, Tee oder Saft. Selbstverständlich gehört auch der regelmäßige Zahnarztbesuch zur korrekten Mundhygiene.

Zahnfleischentzündungen

Entzündungen des Zahnfleischs oder des Gaumens erschweren das Leben oft unnötig. Hier kann man ein wenig vorbeugen. Ganz wichtig ist natürlich die regelmäßige tägliche Mundhygiene, das bedeutet, dass man sich nach den Mahlzeiten die Zähne putzt. Wenn Sie Ihre Zahncreme mit etwas Oregano-Öl versetzen, betreiben Sie damit eine hervorragende Prophylaxe, denn die antimikrobiellen Inhaltsstoffe des Öls beugen Entzündungen des Zahnfleischs vor. Manche Menschen geben hin und wieder sogar reines Oregano-Öl auf die Zahnbürste. Eine stärkere Wirkung werden Sie erzielen, wenn Sie zusätzlich die betroffenen Stellen, nämlich Zahnfleisch oder Gaumen, mit einem Tropfen Oregano-Öl einreiben. Dabei ist jedoch zu beachten, dass es bei der Verwendung von hochkonzentriertem Öl im Mund zu Reizungen der Schleimhaut kommen kann.

Oregano bei Verdauungsstörungen

Die Verdauung der aufgenommenen Nahrung beginnt schon im Mund mit dem Zerkleinern beim Kauen und der ersten Zersetzung durch die Enzyme im Speichel. Auf ihrem weiteren Weg durch den Magen-Darmtrakt wird die Nahrung dann schließlich weiter abgebaut und die Nährstoffe werden in den Körper aufgenommen, während die unverdaulichen Bestandteile und Abfallprodukte schließlich ausgeschieden werden.

Für eine geregelte Verdauung müssen alle Stationen gut funktionieren. Deshalb ist es unter anderem sehr wichtig, dass die Nahrung nicht hastig heruntergeschluckt, sondern in Ruhe gekaut wird. Dadurch wird der Magen entlastet. Aber auch die Aufnahme von genügend Ballaststoffen durch Obst und Gemüse ist sehr wichtig.

Die Aufenthaltsdauer in den einzelnen Teilen des Verdauungstraktes ist sehr unterschiedlich. Während die Nahrung etwa eine Minute im Mund, wenige Sekunden in der Speiseröhre und zwei bis vier Stunden im Magen verbleibt, dauert die Passage durch den Dünndarm ein bis sechs Stunden. Bis die Nahrung den Dickdarm passiert hat, können zwischen zehn Stunden und mehrere Tage vergehen.

Durchfall (Diarrhö)

Für Durchfallerkrankungen gibt es viele unterschiedliche Ursachen. Sie können unter anderem durch Bakterien, Viren, Pilze oder Parasiten ausgelöst werden. Gegen alle diese Krankheitserreger sind die Inhaltsstoffe von Oregano aktiv.

Das besonders Tückische an lang anhaltendem Durchfall ist der Flüssigkeitsverlust (Dehydrierung) und der Verlust von lebenswichtigen Elektrolyten (Magnesium, Calcium, Natrium, Kalium). Daher ist es in solchen Fällen besonders wichtig, viel Wasser zu trinken und die Mineralstoffe durch entsprechende Präparate zu ersetzen.

Bei chronischer Diarrhö und wenn Kinder oder ältere Menschen betroffen sind, sollten Sie auf jeden Fall professionelle medizinische Hilfe in Anspruch nehmen.

Bei Durchfall ist es ohnehin wichtig, viel Flüssigkeit zu trinken. Geben Sie zwei- bis dreimal täglich einige Tropfen Oregano-Öl dazu.

Kryptosporidiose

Diese Krankheit wird durch den einzelligen Parasiten Cryptosporidium ausgelöst und ruft bis zu drei Wochen anhaltenden wässrigen Durchfall hervor. Begleitet wird dieser Zustand von einem allgemeinen Krankheitsgefühl, Erbrechen und Kopfschmerzen sowie manchmal auch von Fieber. Eine potenzielle Anstekkungsgefahr geht von erkrankten Personen, aber auch von vielen Haustieren, zum Beispiel Kälbern, aus. Eine Infektion mit Cryptosporidium kann auch als opportunistische Krankheit bei AIDS-Patienten auftreten. 1993 infizierte sich sogar die Hälfte der Einwohner der US-Großstadt Milwaukee, nämlich etwa 400.000 Menschen, durch verseuchtes Trinkwasser.

Die Schulmedizin kennt keine wirksame Therapie der Ursachen, lediglich eine Symptombekämpfung. Ingram (1997) weist hingegen darauf hin, dass Oregano erfolgreich zur Bekämpfung der Kryptosporidiose eingesetzt werden kann. Er empfiehlt, zu diesem Zweck zweimal täglich zwei Tropfen Öl sublingual einzunehmen und ebenfalls zweimal täglich einige Tropfen Oregano-Öl in Milch oder Saft zu trinken. Außerdem soll man mehrmals täglich ein Oregano-Fertigprodukt einnehmen. Aber auch Ingram gesteht ein, dass dem Erreger Cryptosporidium nur schwer beizukommen ist und die Behandlung lange Zeit erfordert.

Lebensmittelvergiftung

Mit diesem Begriff wird eine Erkrankung bezeichnet, die meist von durch Bakterien oder Viren verseuchten Lebensmitteln ausgelöst wird. Sie tritt plötzlich auf und ist durch Leibschmerzen, Erbrechen und Durchfall gekennzeichnet. Wie im Kapitel zum Durchfall bereits ausgeführt, ist in diesem Zusammenhang wichtig, dass die Infektionsursache durch die Wirkstoffe des Oregano wirksam bekämpft werden kann.

Magengeschwür

Erst in den letzten beiden Jahrzehnten erforschte die Wissenschaft immer intensiver den Befund, dass Magengeschwüre nicht oder nur teilweise durch eine Übersäuerung des Magens ausgelöst werden. Als maßgeblichen Verursacher machte man nämlich ein Bakterium namens Helicobacter pylori aus. Die meisten Magengeschwüre gehen mit dem Auftreten dieses Bakteriums einher. Daher ist es einleuchtend, dass sich Oregano mit seiner bakterientötenden Potenz gut bei der Behandlung eines Magengeschwürs anwenden lässt. Dazu nimmt man mehrmals täglich einige Tropfen Öl in Milch oder Saft ein. Da die Entstehung von Magengeschwüren unter anderem durch Rauchen begünstigt wird, sollte man dieses Laster spätestens aufgeben, wenn die ersten Beschwerden auftreten.

Verstopfung (Obstipation)

Eine gute Verdauung ist lebenswichtig. Deshalb sollten Sie stets auf einen regelmäßigen Stuhlgang achten. Andererseits haben wir gesehen, dass die Passage durch den gesamten Verdauungstrakt unterschiedlich lang dauern kann. Es ist also keineswegs krankhaft, wenn an einem Tag die Verdauung einmal ausbleibt. Ohnehin kennt jeder Mensch seinen Rhythmus selbst am besten und wird leicht feststellen, ob die Verdauung einmal ungewöhnlich lange aussetzt.

Leider enthält die industriell bearbeitete Nahrung meist nur unzureichend Ballaststoffe. Stress und hastiges Essen tun ein Übriges, um beim „zivilisierten" Menschen immer wieder Obstipationen, also Verstopfungen, zu verursachen. In einem solchen Fall sollte man keinesfalls allzu leichtfertig zu einem Abführmittel greifen, da dadurch noch größerer Schaden angerichtet werden kann. Manche Menschen, vor allem Frauen, versprechen sich von einem Abführmittel auch einen Schlankheitseffekt, vergessen dabei aber, dass sie durch Missbrauch ihren Körper eher schädigen, da wichtige Mineralstoffe ausgeschieden werden und darüber hinaus der gesamte Darmtrakt nachhaltig geschädigt werden kann. Wenn überhaupt, dann haben Laxantien, so der Fachbegriff für Abführmittel, nur vorübergehend eine Bedeutung, und das auch nur in Ausnahmefällen wie etwa nach einer Operation.

Vollkommen sachte hingegen kann man die Verdauung durch Oregano anregen. Er fördert nicht nur den Fluss der Verdauungssäfte (Ingram 1997), sondern enthält auch die für die Muskelkontraktion der Darmwände wichtigen Mineralstoffe wie Calcium, Magnesium, Kalium und Zink. Stein (Stein 1999) schreibt dazu: „Natürliche Verdauungsförderer stimulieren die Gallensaft- und Enzymsekretion, die Verdauung wird optimiert, und es fallen weniger schädliche Stoffwechselprodukte an".

Zur Verdauungsförderung kann man Fertigprodukte in Form von Kapseln einnehmen. Alternativ dazu kann natürlich auch Oregano-Öl mit Flüssigkeit getrunken werden.

Oregano bei Kopfschmerzen

Fast jeder Mensch wird gelegentlich oder regelmäßig von Kopfschmerzen geplagt. Tatsächlich gehören sie zu den häufigsten Schmerzarten. Sie sind zwar nur selten Zeichen einer ernsthaften Erkrankung, dafür aber sehr lästig.

Ursachen für Kopfschmerzen gibt es viele: zum Beispiel Verspannungen der Gesichts-, Hals- oder Kopfmuskulatur, Hunger, bestimmte Lebensmittel (etwa Käse, Schokolade oder Rotwein), Wetterwechsel oder zu viel Schlaf. So vielfältig die Ursachen auch sind, so vielfältig sind die Gegenmaßnahmen, viele davon sind aber leider nur mäßig erfolgreich.

Ein seit alters bekanntes und probates Mittel gegen dieses weit verbreitete Übel sind ätherische Öle. Sie können auf unterschiedliche Weise eingesetzt werden, zum Beispiel in einer Duftlampe, als Inhalation oder bei der Massage.

Auch Oregano enthält ätherische Öle. Es kann bei Kopfschmerzen sowohl inhaliert als auch zur Massage benutzt werden. Da oft Verspannungen Ursache von Kopfschmerzen sind, kann eine wohltuende Massage von Nacken, Hals und Kopfhaut Wunder wirken. Einige Tropfen des Oregano-Öls werden dazu in ein Massageöl (zum Beispiel Oliven- oder Mandelöl) gegeben und leicht und gefühlvoll mit den Fingerspitzen einmassiert.

Oregano bei Muskel- und Gelenkschmerzen

Muskelkrämpfe

Oft sind Muskelkrämpfe (zum Beispiel nächtliche Wadenkrämpfe) ein Zeichen für Magnesium- oder Calciummangel. Andere Ursachen können aber auch Stress, zu starke Beanspruchung des betroffenen Muskels oder eine schlechte Körperhaltung sein. Neben der Beseitigung der Ursachen – übrigens ist auch Oregano reich an Magnesium und Calcium – kann man die schmerzenden Muskeln auch mit Oregano-Öl einreiben, um sich so Erleichterung zu verschaffen.

Prellungen und Verstauchungen

Vor allem beim Sport kommt es häufig zu Verletzungen in Form von Prellungen oder Verstauchungen unterschiedlichen Ausmaßes, die mit Schmerzen und Entzündungen einhergehen. Als erste Hilfe kühlt man die Verletzung mit einem Eisbeutel. Zur weiteren Behandlung kann man dann die betroffene Körperpartie mit Oregano-Öl einreiben. Es dringt in die Haut ein und wirkt antientzündlich und schmerzlindernd.

Rheumatismus

Unter Rheumatismus werden landläufig viele verschiedene Erkrankungen zusammengefasst, die sich durch Schmerzen, Muskel- und Gelenksteife, Zwicken und Gliederreißen bemerkbar machen. Dazu gehören Arthritis, Sehnen- und Sehnenscheidenerkrankungen und vieles andere mehr. Man spricht daher vom rheumatischen Formenkreis. Die klassische Behandlung richtet sich nach der Differenzialdiagnose und je nach Befund werden Entzündungshemmer, Schmerzmittel oder Physiotherapie eingesetzt. Es würde an dieser Stelle zu weit führen, auf die einzelnen Ursachen und Symptome einzugehen. Eine Empfehlung ist hier jedoch angebracht: Zur Symptomlinderung können bei rheumatischen Beschwerden heiße Oregano-Kompressen eingesetzt werden. Auf der Homepage von Taoasis wird in diesem Zusammenhang empfohlen, drei bis fünf Tropfen Oregano-Öl in zwei Liter heißes Wasser zu rühren und eine Stoffwindel hineinzutauchen. Diese wird gut ausgewrungen und dann auf die betroffene Körperstelle gelegt.

Schleimbeutelentzündung (Bursitis)

Einige besonders stark beanspruchte Körperstellen werden durch einen schleimgefüllten Beutel, die Bursa, geschützt. Er mildert Druck ab oder erleichtert Gleitbewegungen. Solche Bursae befinden sich auch in den Gelenken der Knie, Ellbogen und Schultern. Durch Überbeanspruchung oder leichte Verletzungen, aber auch durch Infektionen, kann sich die Bursa entzünden. Man spricht dann von einer Schleimbeutelentzündung oder Bursitis. Dabei sammelt sich Wasser in dem Schleimbeutel an, und dadurch kommt es zu der schmerzhaften Anschwellung.

Das so genannte Dienstmädchenknie ist beispielsweise eine Folge von zu langem Knien auf hartem Fußboden (dieses Krankheitsbild findet man auch häufig bei Fliesen- und Parkettlegern), das Pfarrersknie hingegen rührt vom langen Knien auf steilen Böden oder Stufen her. Der Studentenellenbogen kommt wiederum vom ständigen Druck des Ellenbogens auf die Tischplatte. Bei Bergleuten kommt der Bergmannsellbogen als Berufskrankheit vor. Ist die Schulter betroffen, kann es zur Schultersteife kommen, wenn eine Behandlung unterbleibt.

Zur Behandlung einer Bursitis muss das betroffene Gelenk geschont werden und auch operative Eingriffe können erforderlich sein. Oregano-Öl ist zum Einreiben bei Schleimbeutelentzündungen gut geeignet. Es dringt in die Haut ein und unterstützt durch seine entzündungshemmende Wirkung das Abschwellen. Zusätzlich sollte Oregano-Öl mit Saft, Wasser, Milch oder Tee getrunken werden.

Oregano bei Venenentzündungen (Varikosis)

Die Venen haben die Aufgabe, verbrauchtes Blut zurück zum Herzen zu transportieren, von wo es dann in die Lungen gepumpt wird. Dort werden die roten Blutkörperchen wieder mit Sauerstoff angereichert und geben Kohlendioxid ab. Durch Bewegungen der benachbarten Muskeln und die Kontraktionen der benachbarten Arterien wird das venöse, verbrauchte Blut zum Beispiel in den Beinen entgegen der Schwerkraft nach oben gepumpt. Da die Venen mit Ventilen, den so genannten Venenklappen, ausgestattet sind, wird verhindert, dass es immer wieder zurückfließt. Dieser Rücktransport ist nur möglich, weil die Venen elastische Wände besitzen. Bei vielen Menschen, vor allem mit stehenden Berufen, verlieren die Venenklappen im Lauf der Zeit ihre Funktionstüchtigkeit, und auch die Elastizität der Venenwände lässt allmählich nach. Dadurch kommt es zu Stauungen, Krampfadern und Venenentzündungen.

Da Oregano unter anderem entzündungshemmend wirkt, kann man die betroffenen Stellen bei Venenschmerzen mit Oregano-Öl einreiben. Durch kräftige Massage wird zudem der Blutfluss unterstützt. Falls jedoch Rötungen oder Entzündungen auftreten, sollte die Massage mit Oregano-Öl nicht fortgeführt werden.

Je nach Schweregrad einer Venenentzündung kann die Gefahr einer Thrombose bestehen, was eine professionelle medizinische Behandlung dringend erforderlich macht. Neben operativen Methoden (Varizenstripping) können eine Kompressionsbehandlung oder ein Lauftraining sinnvoll sein.

Oregano bei Parasitenbefall

Als Parasiten bezeichnet man Pflanzen oder Tiere, die sich auf Kosten anderer Lebewesen ernähren. Damit muss nicht unbedingt eine Erkrankung verbunden sein. Es können aber gravierende Schäden – vom Vitaminmangel über eine Gefäßembolie bis hin zum Tod – auftreten. Sehr bekannt sind die Endoparasiten (das sind im Körper lebende Parasiten). Dazu gehören Bandwürmer, Fadenwürmer, Trichinen und Madenwürmer. Man kann davon ausgehen, dass die meisten Menschen von irgendeinem

Parasiten befallen sind. Auf Zecken und Zeckenbisse wurde schon weiter oben eingegangen.

In der Tierzucht hat man einen Einfluss der im Oregano enthaltenen Wirkstoffe auf Wurmbefall nachgewiesen (Stein 1999). Auch wenn für den Menschen bisher kein Nachweis vorliegt, kann man davon ausgehen, dass die orale Einnahme von Oregano, zum Beispiel Oregano-Öl in Saft oder Milch, ebenfalls wirksam ist.

Krätze (Skabies)

Die Krätze wird durch eine bestimmte Milbenart, die Skabiesmilbe, ausgelöst. Zwar hat die Krankheit an Bedeutung verloren, sie kann aber trotzdem hin und wieder dort auftreten, wo viele Menschen eng zusammen sind wie etwa in Kasernen, Kindergärten, Schulen und so weiter. Außerdem kann man sich die Krätze als Tourist leicht aus Ländern mit niedrigeren Hygienestandards mitbringen, sozusagen als ungewolltes Souvenir.

Die Skabiesmilbe besiedelt die Haut des Menschen und gräbt Gänge in die Oberhaut, in die sie ihre Eier ablegt. Das hat einen starken Juckreiz zur Folge. Zur Bekämpfung der Krätze bieten sich entweder chemische Insektizide oder der natürliche Oregano an. Ingram (1997) empfiehlt folgende Anwendung: Zunächst kräftig die betroffenen Körperstellen und danach den ganzen Körper mit Oregano-Öl einreiben. Das Öl sollte man ein bis zwei Stunden einwirken lassen. Anschließend wird es abgewaschen. Bis zum Abklingen der Infektion sollte diese Prozedur täglich an den befallenen Körperstellen wiederholt werden. Oregano wirkt bei dieser Krankheit in verschiedener Hinsicht, es stillt den Juckreiz, hemmt Entzündungen und wirkt direkt gegen den Erreger.

Um eine Reinfektion zu vermeiden, sollten Sie alle Wäschestücke (Kleidung, Bettzeug, Handtücher), mit denen die infizierte

Person in Berührung gekommen ist, kochen. Vorher sollten Sie sie aber über Nacht in einem speziellen Bad einweichen. Geben Sie dazu zwei Tropfen Oregano-Öl auf knapp fünf Liter heißes Wasser.

Oregano in der täglichen Hygiene

Es ist beileibe nicht erforderlich und sicherlich auch nicht gesund, völlig steril zu leben. Erwiesenermaßen sind Infektionen im Kindesalter sogar wichtig für die Ausbildung des Immunsystems. Krankheitskeime in jeglicher Form gehören ganz einfach zu unserer natürlichen Umgebung dazu. Allerdings ist es sinnvoll, die Krankheitskeime im Zaum zu halten, etwa durch eine optimale Hygiene, und dafür leistet auch Oregano eine wertvolle Hilfe.

In den vorigen Kapiteln wurden bereits ausführlich verschiedene Einsatzmöglichkeiten des Öls beschrieben, sei es in der Mund- und Zahnpflege, beim Baden oder Duschen. Oregano kann aber nicht nur in der Körperpflege, sondern auch beim Putzen und Wäschewaschen verwendet werden. Versetzt man das Putz- oder Waschwasser mit ein paar Tropfen Oregano-Öl, kann man dadurch dessen desinfizierende Wirkung erheblich erhöhen.

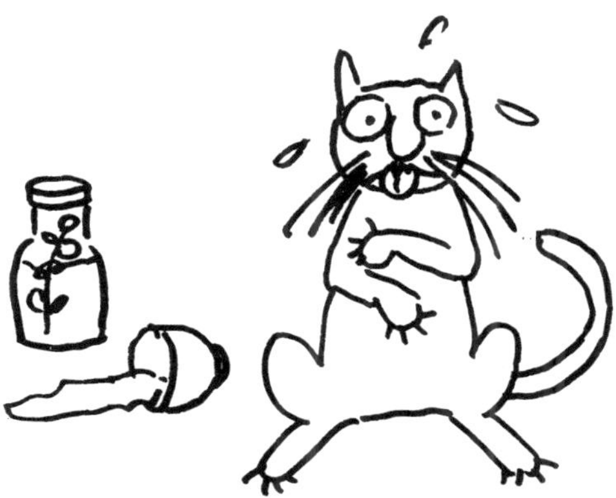

Oregano bei Tieren

Die beiden wichtigsten Inhalts- und Wirkstoffe des Oregano werden im Dünndarm und im Dickdarm resorbiert, das heißt, dort werden sie in den Kreislauf aufgenommen.

Auch in der Tierzucht und in der Tiermast wird Oregano eingesetzt (aho, Stein 1999, Bossow Homepage). Dabei ist zu beachten, dass die Verstoffwechslung recht unterschiedlich erfolgt. Bei den meisten Tieren werden die beiden Phenole Thymol und Carvacrol über Dickdarm und Dünndarm aufgenommen (Stein 1997) und in teils veränderter Form über die Nieren ausgeschieden (Strolin-Benedetti 1980). Bei Katzen ist jedoch mit allen Phenolen äußerste Vorsicht geboten, da sie diese Stoffe nur sehr schwer abbauen und ausscheiden können. Daher sollte Oregano bei ihnen nicht eingesetzt werden, weil dies gravierende, womöglich gar tödliche, Nebenwirkungen zur Folge haben kann.

Überhaupt muss man sich bei der Anwendung eines jeden Mittels bei Tieren immer bewusst machen, dass sie uns nicht eindeutig mitteilen können, ob sie es gut vertragen oder nicht. Besondere Vorsicht ist auch immer dann geboten, wenn der empfindliche Geruchssinn beeinträchtigt oder das Präparat abgeleckt werden kann. Wie bei Kindern, so muss auch bei kleinen Haustieren dem niedrigeren Gewicht durch Verringerung der Dosis Rechnung getragen werden.

Die ätherischen Öle Thymol und Carvacrol sind gewissermaßen natürliche Verdauungsförderer, da sie die Gallensaft- und Enzymsekretion anregen. Zugleich beugen sie Verdauungsstörungen und der damit verbundenen Vermehrung von Krankheitskeimen vor. Dies alles macht sie zu einem willkommenen natürlichen Ersatz für Antibiotika in der Nutztierzucht (Stein 1999). Auf dieser Erkenntnis aufbauend hat zum Beispiel die Bossow Tiergesundheit GmbH in Hoya ein Ergänzungsfuttermittel für Schweine entwickelt, das 0,8 Prozent ätherische Öle enthält.

Aber auch bei Kleintieren hat die dem Unternehmen angeschlossene Tierklinik gute Erfahrungen gemacht. Dort setzt man Oregano insbesondere zur Behandlung von Ohrentzündungen beim Hund ein. Die Wirkstoffe werden in Vaseline gelöst und dann in den äußeren Gehörgang eingebracht.

Bei Tauben setzt man Oregano zur Verbesserung der Darmgesundheit ein, zum Beispiel nach einer Antibiotikabehandlung.

Nebenwirkungen von Oregano

Für Oregano und Oregano-Öl sind bei bestimmungsgemäßem Gebrauch keine gravierenden Nebenwirkungen bekannt. In diesem Zusammenhang müssen natürlich auch die einzelnen Inhaltsstoffe berücksichtigt werden, soweit sie von besonderer Bedeutung sind.

So ist Phenol (nicht im Oregano enthalten) selbst sehr giftig und kann Bewusstlosigkeit, Schwindel, Schlaflosigkeit, Hautreizungen und Verätzungen, niedrigen Blutdruck, Krämpfe und Nierenentzündungen auslösen. Seine im Oregano enthaltenen Derivate Carvacrol und Thymol sind jedoch besser verträglich. Thymol ist beispielsweise 30-mal stärker in seiner Wirkung, aber nur ein Drittel so giftig (Mutschler 1986). Man kommt hier also mit viel niedrigeren Dosen aus. Thymol greift die Haut kaum an und führt nicht zu Verätzungen.

Man sollte Oregano-Öl jedoch nicht auf empfindliche Schleimhäute, wie beispielsweise im Genitalbereich, auftragen, um Reizungen zu vermeiden. Auch an anderen empfindlichen Hautstellen (etwa an den Lippen) kann Oregano-Öl zu Beginn vorübergehend ein brennendes Gefühl verursachen. Dies ist ein Zeichen für den Eintritt der Wirkung. Sollte Sie dieses Gefühl allerdings stören, vermeiden Sie das Auftragen von Oregano-Öl auf empfindliche Körperstellen.

Je stärker der Auszug aus Oregano, also das Oregano-Öl, ist, umso vorsichtiger sollten Sie mit der Dosierung sein. Am besten erkundigen Sie sich beim Hersteller. Taoasis empfiehlt zum Beispiel, acht bis zehn Tropfen seines Oregano-Öls in 50 Milliliter Mandelöl zu verdünnen. Beim selbst hergestellten Oregano-Öl (siehe Kapitel Oregano: Rezepte und Darreichungsformen) müssen Sie selbst allmählich die Dosierung herausfinden, die Sie vertragen.

Da Oregano-Öl menstruationsfördernd ist, sollte man es in der Schwangerschaft nicht anwenden. Ebenso ist bei Kindern Zurückhaltung geboten. Hersteller weisen darauf hin, dass Oregano-Produkte erst ab dem fünften Lebensjahr eingesetzt werden sollten.

Allergien gegen wild wachsende Gewürze sind zwar selten, können aber vorkommen. Sofern jemand ohnehin sensibel ist und von Allergien gegen Gewürze weiß, empfiehlt sich auch Zurückhaltung bei Oregano. Vor allem Beifuß-Allergien gehen oft mit einer Allergie gegen verschiedene andere Gewürze einher (weitere Informationen dazu gibt es auf der Homepage vom Allergie-Ambulatorium. Die Adresse finden Sie auf Seite 81). Neben Pfeffer, Anis, Fenchel, Kümmel, Koriander, Meerrettich, Curry, Kamille und Paprika gehören auch Oregano und die Gemüse Sellerie und Karotten dazu. Man spricht hierbei von Allergen-Gemeinschaften, da sich in diesen pflanzlichen Nahrungsmitteln und Gewürzen die gleichen Allergie auslösenden Eiweiße befinden.

Sollten Sie eine allergische Reaktion gegen Oregano feststellen, nehmen Sie es auf keinen Fall weiter ein und ziehen Sie professionelle Hilfe zu Rate.

Oregano: Rezepte und Darreichungsformen

Die Inhaltsstoffe des Oregano verfügen, wie mehrfach erwähnt, über ein breites Wirkspektrum. Sie wirken unter anderem fungizid, bakterizid, appetitanregend, verdauungsfördernd, krampflösend, blähungstreibend, entwässernd, desinfizierend, gallenfördernd und schleimlösend. So vielfältig die Verwendungsmöglichkeiten sind, so vielfältig sind auch die Anwendungsformen. In diesem Kapitel sollen daher Anregungen für die unterschiedlichen Möglichkeiten des Einsatzes und der Anwendung von Oregano gegeben werden. Dabei werden auch Formen der Anwendung berücksichtigt, die in den vorangegangenen Kapiteln nicht ausführlich beschrieben wurden.

Grundlagen für die unten aufgeführten Rezepte zu Oregano und seine traditionelle Verwendung in der Heilkunde sind in erster Linie die Angaben auf der Homepage biogemuese.de, die Ausführungen von Dr. Cass Ingram (1997) und Dr. Axel Meyer (1991). Prinzipiell muss jedoch jede und jeder für sich selbst herausfinden, welche Dosierung und welche Art der Anwendung ihr oder ihm am besten hilft. Wichtig dabei ist in jedem Falle, Maß zu halten, und nicht nach dem Motto „Viel hilft viel" zu verfahren. Denn auch für ein natürliches Heilmittel, für das keine Nebenwirkungen bekannt sind, gilt natürlich, dass ein unsachgemäßer, zu intensiver Gebrauch schädlich sein kann. Auch darf nicht vergessen werden, dass bei anhaltenden oder schwerwiegenden Gesundheitsproblemen professionelle medizinische Hilfe aufzusuchen ist.

Alkoholische Lösung

Thymol, der Hauptwirkstoff des Oregano, wird als 5-prozentige alkoholische Lösung zur Hautdesinfektion und gegen Hautpilz verwendet (Mutschler 1986, Stein 1999). Eine ähnliche Wirkung sollte demnach auch mit einigen Tropfen Oregano-Öl in einer alkoholischen Lösung erzielt werden können. Besorgen Sie sich dafür eine kleine Menge reinen Alkohol in der Apotheke und geben Sie fünf Milliliter in ein kleines Glasgefäß. Füllen Sie es dann mit verdünntem Oregano-Öl auf 100 Milliliter auf. Nach ausgiebigem Schütteln ist die Lösung gebrauchsfertig.

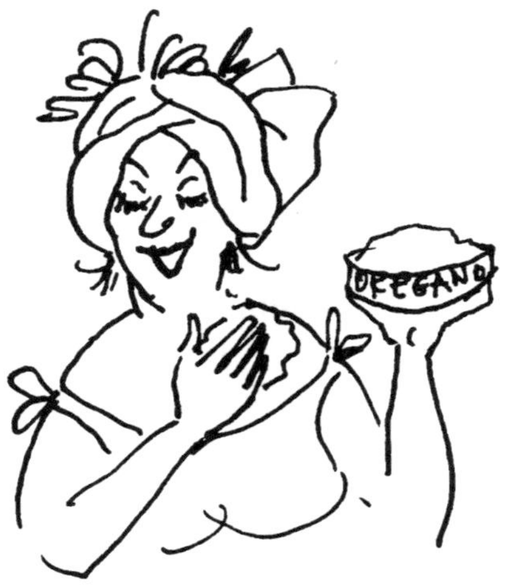

Badezusatz

Geben Sie eine Hand voll getrocknetes Oreganokraut in das Badewasser oder das Fußbad. Es wirkt stimulierend, reinigt und desodoriert bei unreiner Haut und müden Gliedmaßen. Natürlich können Sie stattdessen auch einige wenige Tropfen Oregano-Öl verwenden. Beachten Sie bitte, dass ein kurzes heißes Bad (fünf bis zehn Minuten bei 38 bis 40° C) eher anregend, ein langes warmes Bad (etwa zwanzig Minuten bei 32 bis 38° C) eher entspannend wirkt.

Creme

Immer dann, wenn das Einreiben einer betroffenen Körperstelle mit Oregano-Öl empfohlen wird, kann dies mit dem Öl selbst oder aber mit einer Creme geschehen. Eine solche Creme lässt sich mit Kokosöl herstellen. Das ist nämlich bei Zimmertemperatur fest, lässt sich aber durch kurzes Erwärmen (zum Beispiel auf der Heizung) verflüssigen. Mischt man dem flüssigen Kokosöl also einige wenige Tropfen Oregano-Öl bei und lässt es dann wieder erkalten, ist die Creme im Nu fertig.

Dampfbad

Siehe unten bei Inhalationen

Emulsionen

An vielen Stellen dieses Buches wird Ihnen empfohlen, einige Tropfen Oregano-Öl in Flüssigkeit zu geben. Wie wir jedoch wissen, löst sich Öl nicht ohne weiteres in Wasser. Es bedarf dazu eines unterstützenden Hilfsmittels (Emulgator). Honig, Milch, Sahne, Meersalz und Kleie sind auch für Oregano-Öl hervorragend geeignet. Das Mischungsverhältnis beträgt fünf Tropfen Öl auf einen Esslöffel Honig. Beides wird gut miteinander verrührt und dann zum Beispiel ins Badewasser gegeben.

Gurgellösung

Geben Sie einige Tropfen Oregano-Öl in Salzwasser, rühren Sie es gut um und gurgeln Sie regelmäßig damit, zum Beispiel bei Halsschmerzen.

Inhalationen

Zum Inhalieren geben Sie einige Tropfen Oregano-Öl in eine Schüssel mit etwa zwei Liter heißem Wasser. Achten Sie aber darauf, dass das Wasser nicht zu heiß ist. Legen Sie sich dann ein großes Tuch über den Kopf und beugen sie ihn über die Schüssel. Schließen Sie die Augen und atmen Sie die Dämpfe etwa fünf Minuten lang entspannt ein. Solche Inhalationen sind vor allem bei Verschleimungen der unteren Atemwege oder bei einer Sinusitis angezeigt und können zwei- bis dreimal täglich wiederholt werden.

Beachten Sie bitte, dass man Oregano-Öl wegen seines starken Effekts niedriger dosieren sollte als andere Öle. Ingram (1997) empfiehlt allerdings sogar das Inhalieren von Oregano-Öl direkt aus der Flasche. Dazu wird diese einfach unter die Nase gehalten und der Duft mehrmals eingeatmet. Das konzentrierte Öl sollte jedoch nicht in Berührung mit der Nasenschleimhaut kommen, da es diese sonst reizen könnte.

Kapseln

Ingram (1997) empfiehlt in einigen Fällen, Gelatinekapseln mit Oregano-Öl zu füllen und dann einzunehmen. Er versäumt es leider, näher zu erklären, wie ein Laie die Kapseln selbst herstellen soll. Es dürfte dem herkömmlichen Verwender größere Probleme bereiten, seine Anweisung zu befolgen. Daher ist es sicher hilfreich und legitim, diese Empfehlung durch eine andere, praktikablere zu ersetzen: Nehmen Sie einige Tropfen Öl in etwas Flüssigkeit ein. Möglicherweise können Sie sich auch entsprechende Oregano-Fertigprodukte besorgen, etwa über das Internet.

Kompressen

Auf der Homepage von Taoasis werden unter anderem heiße Oregano-Kompressen gegen rheumatische Beschwerden empfohlen. Dazu werden drei bis fünf Tropfen Oregano-Öl in zwei Liter heißes Wasser gerührt. Dann taucht man eine Stoffwindel hinein, wringt sie gut aus und legt sie auf die betroffene Körperstelle.

Kosmetik

Auch zur Parfümierung von Duftwässern oder Seifen wird Oregano eingesetzt. Vor allem Thymol wird wegen seines angenehmen Geschmacks Mundwässern und Zahnpasten beigemischt. Probieren Sie es doch selbst einmal aus und mischen Sie einige Tropfen Oregano-Öl unter Ihre Zahncreme.

Kräuterkissen

Man kann Oregano prima zusammen mit anderen Kräutern in Kräuterkissen verarbeiten. Es wird dann bei Magenkrämpfen, Hals-, Ohren-, Zahn- und Leibschmerzen angewendet.

Massage

Als Basisöle für die Massage sind besonders kaltgepresstes, unraffiniertes Olivenöl, Sonnenblumenöl, Jojobaöl, Mandelöl, Weizenkeimöl und Kokosöl geeignet. Daraus lässt sich in kürzester Zeit durch Untermischen des gewünschten ätherischen Öles das Massageöl Ihrer Wahl herstellen. Taoasis empfiehlt beispielsweise, acht bis zehn Tropfen seines konzentrierten Oregano-Öls unter 50 Milliliter Mandelöl zu mischen.

Mundspülung

Geben Sie ein bis zwei Tropfen Oregano-Öl in ein Glas Wasser, rühren Sie kräftig durch und schon ist eine Mundspülung für die perfekte Mundhygiene fertig.

Öl

Die verschiedenen Methoden zur industriellen Gewinnung von Oregano-Öl wurden bereits oben in einem eigenen Kapitel erläutert. Alternativ dazu kann man es aber auch selbst auf andere Weise gewinnen. Dazu gießt man eine Handvoll Blätter mit einem halben Liter Pflanzenöl (am besten ist natürlich kalt gepresstes Olivenöl) auf. Das Ganze lässt man an einem warmen, dunklen Ort 14 Tage lang ziehen und presst es anschließend aus. Dann wird das Öl filtriert und in eine Flasche aus dunklem Glas abgefüllt.

Es gibt auch auf dem deutschen Markt Anbieter von fertigem, konzentriertem Oregano-Öl. Da es sich dabei um Konzentrate handelt, muss dieses Öl auf jeden Fall verdünnt werden. Je nach Anwendung bieten sich dafür Massageöle oder Getränke an.

Das Öl kann vielfältig angewendet werden. Man kann damit betroffene Stellen einreiben (zum Beispiel bei Rheuma oder Nervenschmerzen), einige Tropfen in den Tee oder in Gurgelwasser geben, und anderes mehr (die Anleitungen finden Sie oben jeweils bei den einzelnen Krankheitsbildern).

Orale Aufnahme

An mehreren Stellen wurde empfohlen, Oregano-Öl oral (mit dem Mund) in Saft, Wasser oder Milch aufzunehmen. Am besten ist Milch geeignet, da sich das Öl darin gut löst (siehe Emulsionen).

Seife/Shampoo/Duschgel

Mischen Sie einige Tropfen Oregano-Öl unter die Menge Shampoo, die Sie für das Haarewaschen benötigen. Das gleiche gilt auch für Flüssigseifen und Duschgele. So erhöhen Sie den hygienischen Schutz auf einfache Weise beim Duschen oder Waschen. Achten Sie darauf, dass Shampoo und Seife nicht in die Augen gelangen. Auch in der Genitalregion sollten Sie vorsichtig sein, um Reizungen der empfindlichen Schleimhäute zu vermeiden.

Spray

Als Spray kann Oregano-Öl vielfältig eingesetzt werden, zum Beispiel zur Desinfektion in der Küche oder zum Auftragen auf die Haut.

Sublinguale Aufnahme

Ingram empfiehlt des Öfteren, einige Tropfen Oregano-Öl unter die Zunge zu geben. Vorn dort werden die Inhaltsstoffe in den Blutkreislauf aufgenommen. Dadurch können andere Maßnahmen wie Inhalation, Einreibung oder Tee intensiviert werden.

Verwenden Sie dafür aber kein hoch konzentriertes, sondern nur stark verdünntes Oregano-Öl.

Tee

Einen Teeaufguss können Sie aus einem gestrichenen Teelöffel des getrockneten Krautes zubereiten. Oregano-Tee wird bei Bronchialbeschwerden, asthmatischen Zuständen, Krampfhusten und Entzündungen im Mund eingesetzt. Trinken Sie zweimal pro Tag eine Tasse Tee oder gurgeln Sie damit im Mund- und Rachenraum.

Tupfer

Zum Auftragen von Oregano-Öl empfiehlt es sich, ein Stück Baumwolle oder ein Wattestäbchen damit zu tränken. So lässt es sich gezielt auf die betroffene Stelle auftupfen. Dadurch vermeiden Sie zu starkes Reiben und zusätzliche Hautreizungen. Die Tupfer werden nur einmal verwendet und nach Gebrauch entsorgt.

Waschen

Geben Sie ein bis zwei Tropfen Oregano-Öl in die Waschmaschine, um die Wäsche zu desinfizieren, etwa wenn sie von Milben befallen ist. Zuvor sollten sie die Wäsche aber über Nacht in mit zwei Tropfen Oregano-Öl versetztem heißem Wasser einweichen.

Zahncreme

Wenn Sie einen Tropfen verdünnten Oregano-Öls unter die Zahncreme mischen, können Sie dadurch die Mundhygiene erheblich verbessern.

Literatur

Bisher gibt es nur wenig Literatur über die Heilkraft von Oregano. Das wohl wichtigste Buch ist das aus der Feder des amerikanischen Arztes Dr. Cass Ingram. Der Autor stellt darin eine Vielzahl von Krankheitsbildern vor, die er mit Oregano behandelt. Einen Schönheitsfehler allerdings haben seine Ausführungen. Er bewirbt darin ganz offen ein bestimmtes Produkt eines amerikanischen Herstellers. Abgesehen davon stellen Ingrams Erfahrungen und Ausführungen eine wichtige Quelle für das vorliegende Büchlein dar. Insbesondere seine Dosierungsempfehlungen sind eine wichtige Hilfe für die Anregungen, die hier gegeben werden.

Wer sich selbst noch intensiver über das Thema informieren will, der surfe ganz einfach ein wenig im Internet. Unter dem Stichwort Oregano findet ein Websurfer einige Tausend weitere Hinweise. Auch bei der Materialsammlung für diese Abhandlung wurde das Internet intensiv genutzt. Die entsprechenden Quellen sind mit Angabe der Adresse und des Abrufdatums gekennzeichnet.

Literatur

Benner, K. U.: *Gesundheit und Medizin heute.* Augsburg: Weltbild Verlag, 2000

Damm, Michael, und K. U. Benner: *Atlas des Menschen.* Eltville: ECO Verlag, 2000

Didry, N., Dubreuil, L., u. Pinkas, M.: *Activity of Thymol, Carvacrol, Cinnamaldehyde and Eugenol on Oral Bacteria,* in: Pharm. Acta Helv. 69 (1), S. 25–28 (1994)

Ingram, Cass: *The Cure is in The Cupboard. How to Use Oregano for Better Health.* Illinois: Knowledge House, 1997

Meyer, Axel: *Das kleine Lexikon der Düfte.* Lemgo: Taoasis Verl., 5. Aufl. 1991

Mutschler, E.: *Arzneimittelwirkungen.* Stuttgart: Wissenschaftliche Verlagsgesellschaft, 5. Aufl. 1986

Neumüller, Otto-Albrecht: *Römpps Chemie-Lexikon in sechs Bänden,* Stuttgart: Franckh'sche Verlagshandlung, 8. Aufl. 1988

Pschyrembel. Klinisches Wörterbuch. Berlin; New York: Walter de Gruyter, 258. Aufl. 1998

Roche Lexikon Medizin. München; Wien; Baltimore: Urban und Schwarzenberg, 2. Aufl. 1987

Stein, Manfred: *Oregano: Hochwirksam und mehr als nur ein Pizzagewürz.* VETimpulse 5/1999

Strasburger. Lehrbuch der Botanik. Stuttgart; New York: Gustav Fischer, 31. Aufl. 1978

Strolin-Benedetti, M.: *Les reactions de conjugation dans le metabolisme des medicaments,* in: Act. Ther. 7: 357-390 (1980)

Valnet, Jean: *The Practice of Aromatherapy* (1982)

Internet-Informationen

AHO Aktuell (http://ticker-grosstiere.animal-health-online.de/20000105-00000/ vom 25.02.2001)

aho Tiergesundheit im Internet (http://www.animal-health-online.de/drms/oregano.htmhttp://biogemuese.de/kraeuter/oregano.htm vom 25.02.2001)

Allergie-Ambulatorium in Wien: Beifuss-Pollenallergie und Nahrungsmittelunverträglichkeiten (http://www.allamb.at/allergiker.htm)

Grell, Siegfried: (http://www.grells.com/oregano.htm)

Uni Graz (http://www.ang.kfunigraz.ac.at/~katzer/germ/Orig_vul.html) vom 25.02.2001

Edle Gewürze aus aller Welt (http://www.muellers-karlsbader.de/Gewuerzlexikon/oregano.htm) vom 25.02.2001

Schinkel, Katharina, u. Doreen Bennemann, Hochschule Anhalt: (http://www-proj.loel.hs-anhalt.de/oeko/kraeuter/lexikon/texte/oregano.html) vom 25.02.2001

Taoasis (http://www.taoasis.de/duefte/d03-5.htm)

Tierärztliche Klinik Bossow: PPE-Infektionen mit Lawsonia intracellularis (http://bossow.de/Bibliothek/texte/PPE_2.htm)

Verlag und Autor danken der Taoasis GmbH, Bismarckstraße 23, 32657 Lemgo, sowie der Bossow Tiergesundheit GmbH und der Bossow Tierklinik, Von-Kronenfeld-Straße 71, 27318 Hoya, für die zur Verfügung gestellten Informationen über Oregano.

Über den Autor

Der Naturwissenschaftler Dr. Josef Pies studierte an der Friedrich-Wilhelms-Universität zu Bonn Biologie und promovierte in dem Fach Cytologie (Zellbiologie). In seiner Doktorarbeit befasste er sich mit Bewegungsabläufen in Zellen, mit den Lebensbausteinen also, die bei der Entstehung und bei der Bekämpfung von Krankheiten (zum Beispiel des Immunsystems) eine besonders wichtige Rolle spielen.

Nach Abschluss seines Studiums arbeitete er in der pharmazeutischen Industrie und eignete sich ein umfangreiches medizinisches

Wissen an. Insbesondere befasste er sich mit Herz-Kreislauferkrankungen, Hauterkrankungen, Erkrankungen des zentralen und des peripheren Nervensystems und der Atemwege sowie mit Stoffwechselstörungen.

Dabei interessierten ihn neben der klassischen Schulmedizin immer auch physiologische Methoden, das heißt, Behandlungsansätze, die auf die Anwendung reiner Chemie verzichten.

Der Autor hat als Medizinschriftsteller bereits mehrere Bücher und zahlreiche Einzelbeiträge zu speziellen medizinischen und medizinhistorischen Aspekten veröffentlicht. Im VAK sind von ihm bisher folgende Titel erschienen:

Immun mit kolloidalem Silber. Wirkung, Anwendung, Erfahrungen. Kirchzarten 2000.

Olivenblatt-Extrakt. Rückbesinnung auf ein jahrtausendealtes Heilmittel. Kirchzarten 2000.

Darüber hinaus schrieb er Drehbücher zu Informationsfilmen über Morbus Parkinson, Fettstoffwechselstörungen und das Hirnorganische Psychosyndrom. Er hat auch zahlreiche Patientenbroschüren zu unterschiedlichen neurologischen Themen, über Fettstoffwechselstörungen, Herz-Kreislauf-Erkrankungen, Raucherentwöhnung und Krebs verfasst.

Kleines Glossar

Ätherische Öle: Hierunter versteht man verschiedene Öle, die natürlicherweise in vielen Pflanzen vorkommen und die seit Jahrtausenden in der Medizin und Kosmetik verwendet werden.

Antibiotikum (Mehrzahl: Antibiotika): Medikament zum Abtöten von Bakterien

Antimykotikum (Mehrzahl: Antimykotika): Medikament zum Abtöten von Pilzen

bakterizid: Bezeichnet die Fähigkeit, Bakterien abzutöten

fungizid: Bezeichnet die Fähigkeit, Pilze abzutöten

oral: Die Aufnahme von Medikamenten durch den Mund, im Gegensatz zu peroral, das heißt als Zäpfchen oder Injektion

pathogen: krankheitserregend

resistent: Eine Bakterien- oder Pilzart, die widerstandsfähig gegen einen gegen sie gerichteten Wirkstoff (Antibiotikum oder Antimykotikum) geworden ist, wird als resistent dagegen bezeichnet.

sublingual: unter der Zunge. Manche Stoffe gelangen sehr gut durch die Schleimhaut unter der Zunge in den Blutkreiskauf.

viruzid: Bezeichnet die Fähigkeit, Viren zu vernichten

Zum Schluss

Wenn Sie dieses Büchlein aufmerksam gelesen haben, haben Sie sehr viel über die bisherigen Erfahrungen mit Oregano bei unterschiedlichen Erkrankungen gelernt. Ganz bewusst sind unterschiedliche Aspekte, nämlich Botanik, Chemie und Medizin, ausgeleuchtet worden. Dadurch hat jeder Leser und jede Leserin die Möglichkeit, sich dem Thema von der Seite zu nähern, die ihm oder ihr am meisten liegt. Es liegt in der Natur des Themas, dass sich die Darstellung wissenschaftlicher und zum Teil recht komplizierter Zusammenhänge mitunter nicht vermeiden ließ.

Ziel des vorliegenden Buches ist es, Anregungen zur Auseinandersetzung mit einem Behandlungsprinzip zu geben, das noch nicht sehr weit verbreitet ist, das aber in vielerlei Hinsicht eine interessante Alternative zu klassischen Behandlungsmethoden bietet. Wichtig ist, dass jeder Interessent seine eigenen Erfahrungen mit Oregano macht, ohne dabei professionelle Hilfe durch Heilkundige zu ignorieren.

Auch der VAK ist an Ihren Erfahrungen interessiert. Schicken Sie Ihre Erfahrungsberichte an die unten genannte Adresse.

Und sollte Ihre Apotheke Ihnen beim Bezug von Oregano-Öl nicht weiterhelfen können, so nennen wir Ihnen gerne Bezugsquellen. Bitte senden Sie einen ausreichend frankierten Rückumschlag (oder schicken Sie eine E-Mail) an:

VAK Verlags GmbH
Stichwort „Oregano“
Eschbachstraße 5
D-79199 Kirchzarten
E-Mail: info@vakverlag.de

Josef Pies:

Immun mit kolloidalem Silber

Wirkung, Anwendung, Erfahrungen

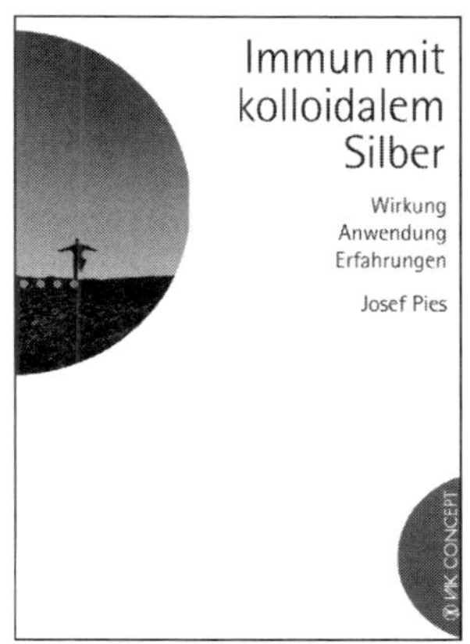

Bis zu Beginn unseres Jahrhunderts hatte kolloidales Silber eine große medizinische Bedeutung, die seitdem immer stärker in Vergessenheit geriet. Populäres Beispiel: Unsere Großmütter legten eine Silbermünze in Milch, um diese lange frisch zu halten. Heute wird die Wirkung von kolloidalem Silber wiederentdeckt.

53 Seiten, 9 Illustrationen, Paperback, 15 x 21,5 cm,
ISBN 3-932098-31-5

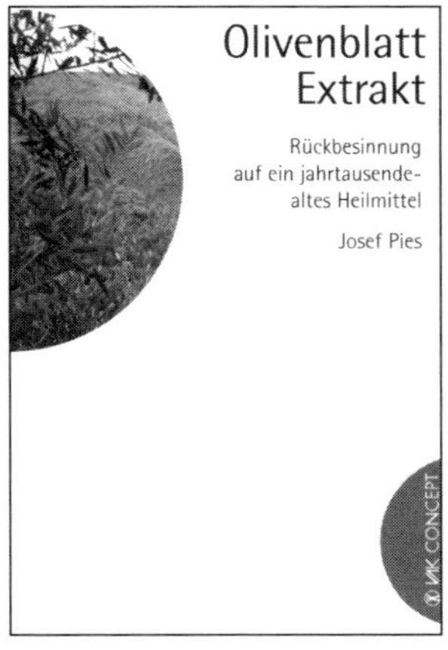

Josef Pies:

Olivenblatt-Extrakt

Rückbesinnung auf ein jahrtausendealtes Heilmittel

Seit Jahrhunderten wird der Ölbaum im Mittelmeerraum intensiv kultiviert und sowohl für die Ernährung als auch zur Behandlung von Krankheiten genutzt. Während die positiven Eigenschaften der Frucht den meisten Menschen bekannt sind, blieb das Wissen über die gesundheitsstärkenden Eigenschaften der Olivenblätter bisher nur einem kleinen Kreis vorbehalten.

In den 1960er Jahren begann man mit der systematischen wissenschaftlichen Erforschung der Inhaltsstoffe des Olivenblattes. Mittlerweile liegen sehr viele positive Erfahrungsberichte über seine Wirkung vor.

68 Seiten, mit 10 Abbildungen, Paperback, 15 x 21,5 cm,
ISBN 3-932098-76-5

F. Batmanghelidj:

Wasser hilft

Allergien – Asthma – Lupus. Ein Erfahrungsbuch

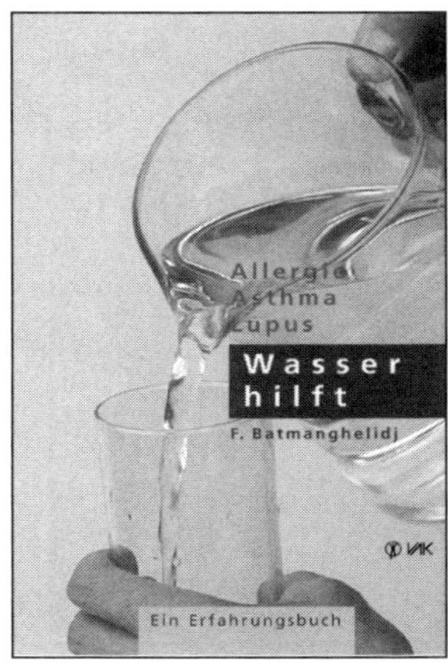

Dieses Buch handelt von einem natürlichen, leicht zugänglichen, kostengünstigen und nebenwirkungsfreien Heilmittel: Wasser. Der Autor, bereits bekannt durch sein Buch *Wasser – die gesunde Lösung,* erklärt den Zusammenhang zwischen Austrocknung des Körpers und Asthma, Allergien oder Lupus (eine Autoimmunerkrankung, die oft mit schmetterlingsförmigem Ausschlag im Gesicht einhergeht). Eindrucksvolle Erfahrungsberichte über die Selbsthilfe mit Wasser zeigen: Regelmäßig Wasser trinken – das einfachste Rezept für eine gute Gesundheit!.

184 Seiten, 20 Abbildungen, Paperback, 13 x 20,5 cm,
ISBN 3-932098-81-1

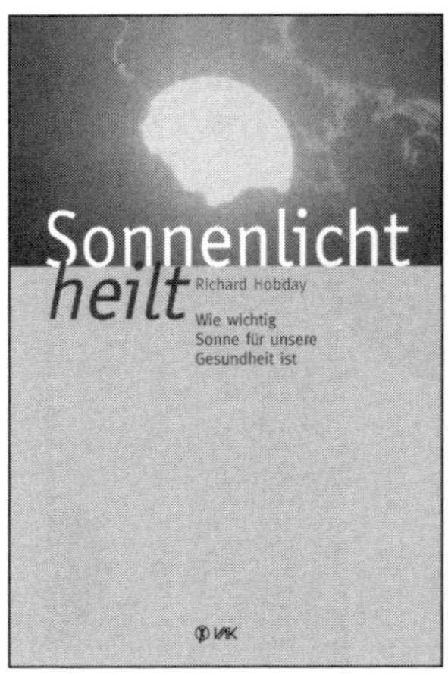

Richard Hobday:

Sonnenlicht heilt

Wie wichtig Sonne für unsere Gesundheit ist

Wussten Sie, ...

- dass das Planen und Bauen sonnendurchfluteter Häuser helfen kann, Krankheiten vorzubeugen, Energie zu sparen und unser Wohlbefinden zu steigern?
- dass Sonnenlicht helfen kann, viele weit verbreitete und oft tödliche Krankheiten zu verhindern und zu heilen?
- dass vor dem Zeitalter der Antibiotika Sonnenlicht erfolgreich eingesetzt wurde, um das Heilen von Wunden zu beschleunigen?
- dass sonnige Krankenhauszimmer die Behandlung von klinisch Depressiven begünstigen?

Dieses Buch erklärt, wie und warum wir – ohne Risiko – das Sonnenlicht wieder in unserem Leben willkommen heißen sollten.

236 Seiten, mit 10 Abbildungen, Paperback, 15 x 21,5 cm,
ISBN 3-932098-79-X

Frank Liebke:

Grünes Licht für die Gesundheit – fit mit dem natürlichen Wachstumsfaktor C.G.F.

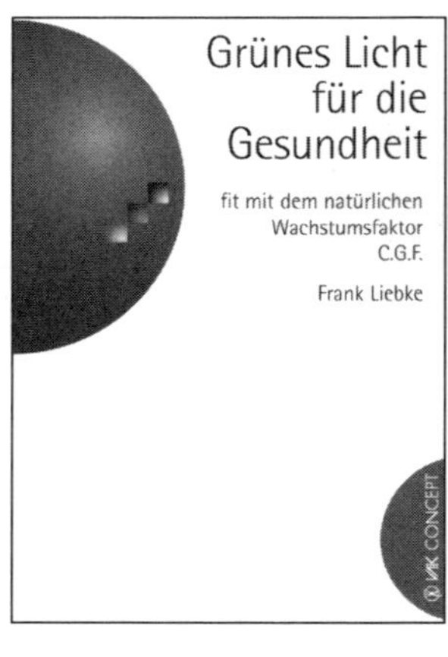

Hier können Sie Ihr grünes Wunder erleben: In Asien nennt man ihn »den grünen Edelstein« – jetzt kommt der Chlorella-Algen-Extrakt C.G.F. endlich auch in Deutschland auf den Tisch.
Dieser Ratgeber gibt eine Fülle praktischer Hinweise und Informationen aus ärztlicher Sicht zum Thema C.G.F.
Das Fraunhofer-Institut im SPIEGEL: »Mikroalgen sind mit das Genialste, was die Biologie auf dieser Erde hervorgebracht hat.«

84 Seiten, 10 Abbildungen, Paperback, 15 x 21,5 cm,
ISBN 3-932098-80-3

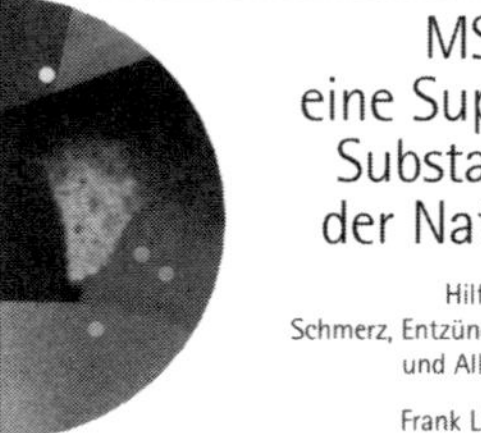

Frank Liebke:

MSM – eine Super-Substanz der Natur

Hilfe bei Schmerz, Entzündung und Allergie

Eine gute Nachricht zum Thema Schmerz, Entzündung und Allergie: Mit der Super-Substanz MSM gibt es eine sanfte Lösung der Natur – nebenwirkungsfrei.
MSM ist eine biologisch aktive, organische Verbindung aus geruchlosem Schwefelpulver, gehört in den Bereich der Mineralstoffe und Vitamine und zeigt in der Heilbehandlung eindrucksvolle Ergebnisse. Der Arzt und Autor zeigt, wie und warum MSM eine natürliche Alternative zu den Medikamenten der klassischen Medizin ist. Ein Buch für alle Betroffenen und für Heilpraktiker.

78 Seiten, 10 Abbildungen, Paperback, 15 x 21,5 cm,
ISBN 3-932098-78-1